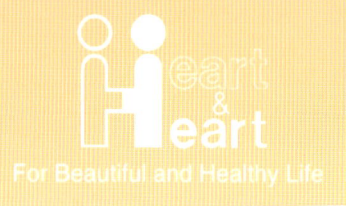

第2版
歯周病とう蝕の健康管理ファイル
Periodontal Diseases & Dental Caries

氏名　　　　　　　　　　　　　　　男・女
生年月日　　　　　年　　　月　　　日 生
住所
TEL

このファイルは大切に保存し、定期検診の時は、必ずご持参ください。

はじめに

歯は、一生の財産です。

歯科疾患実態調査によると、32本の歯のうち、60歳で7本、80歳で17本も失います。つまり80歳では15本くらいしか残っておらず、残った歯もほとんど機能していないのが現状です。80歳で、20本以上の自分の歯があれば、何でも食べられ、楽しい食生活が送れます。

今からでも遅くありません。「病気を予防すること」を第一に考えて、実行すれば、自分の歯で一生噛めることも不可能ではありません。

わたしたちと協力して、ご自分の歯を失わないように頑張りましょう。

歯科疾患実態調査 一人平均残存歯数

年齢	理想	目標	2016年の現状
20	28	28	29.0
30	28	28	28.7
40	28	27	28.3
50	28	25	26.9
60	28	24	24.9
70	28	22	21.3
80	28	20	15.2

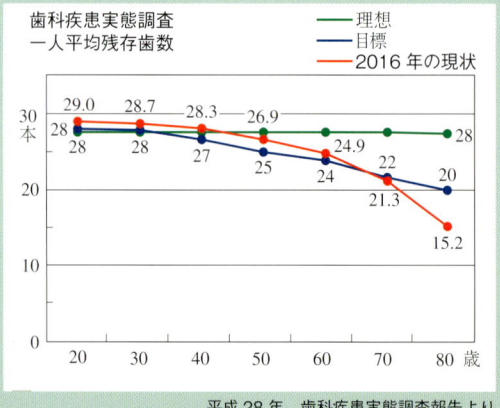

平成28年　歯科疾患実態調査報告より

治療中心から予防中心へ。

歯が痛くなったら歯科医院にいく、歯は悪くなったら治療すればいいという考え方が、結局、自分の歯を失うことになってしまいます。残念ながら、治療したとしても、いったん悪くしてしまった歯は寿命が短くなるのが現実です。今では、歯と歯周組織の病気の原因と予防法がわかってきました。科学的に診査、診断し、総合的な判断にもとづいた「あなただけの治療・予防プログラム」にそって、実践すれば、生涯を通して自分の歯を守ることは可能です。

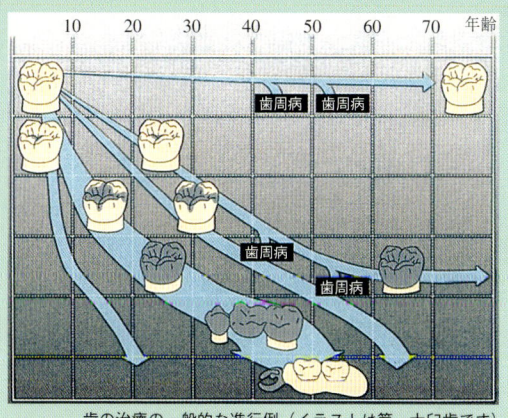

歯の治療の一般的な進行例（イラストは第一大臼歯です）
（「歯科」本音の治療がわかる本より改変引用）

口腔疾患について

う蝕と歯周病が歯科の二大疾患です。

う蝕（カリエス）は虫歯のことで、幼児期や学童期にかかりやすく、成人がう蝕にかかる場合は、歯肉が退縮し、セメント質が露出した部分に多く起こります（歯頚部カリエスという）。歯周病とは、歯周組織の病気で、歯を支える組織を破壊してしまい、歯を失う大きな原因となっています。これらの二大疾患の原因は、バイオフィルムといわれる細菌群によって引き起こされますが、その進行度や頻度などには個人差があり、その人の病原菌に対する抵抗力によって異なっています。

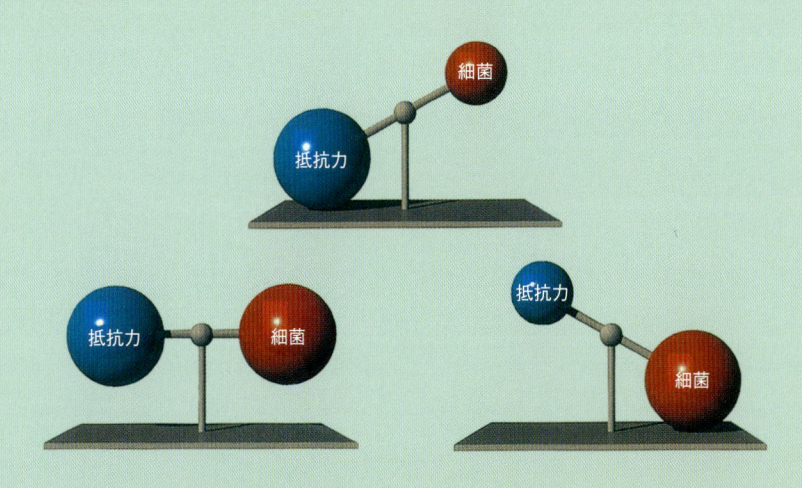

人によってかかりやすさ、かかりにくさがあります。

そこで、あなたが疾患にかかりやすいか、かかりにくいか、かかりやすいとすればどんな要因があるのかを、正確に診査、診断することから治療と予防の第一歩が始まります。

年齢によって、歯の部位によって、細菌の種類と数、唾液や歯の性質など、いくつかの要素が重なったときに歯や歯周組織の病気にかかります。予防はその危険度に応じて、危険性のある部位や全身の状態などを知ったうえで行うことが効果的です。

歯科医院の役割

あなただけの「治療・予防プログラム」を作ります。

う蝕や歯周病を、発症する前の潜伏期、またはごく初期の病気のうちに発見し、治療と予防をすれば、自分の歯を生涯、健康に保つ可能性が高くなります。

そこで、わたしたちは、科学的できめ細かな診断をしたうえで必要であれば、最小限の治療を行い、予防のための目標と方法を具体的なプログラムとして作成します。

プラークをコントロールする。

う蝕と歯周病予防の中心は、原因であるプラークの増殖を抑制し、悪影響を及ぼさない程度にいつもコントロールしておくことです。
そのために、患者さん自身によるパーソナル・プラークコントロール（ホームケア）とともに、わたしたちでなければできない知識や技術、器具を用いた専門家によるプロフェッショナル・バイオフィルムコントロールが必要となります。

パーソナル　　完璧な　　プロフェッショナル
プラーク　　　プラーク　　バイオフィルム
コントロール　コントロール　コントロール

患者さんの役割

自分の健康は自分で守りましょう。

あなただけの「予防プログラム」が作られても、実行しなければ、その効果は、まったくあがりません。

う蝕や歯周病は、身体の抵抗力とのバランスに関連しているため、パーソナル・プラークコントロールをおこたると、細菌の活動が活発になり、発症してしまいます。

歯科の予防も、成人病の予防と同じように毎日実践してはじめて、効果があがります。

「あなたの健康はあなた自身が守る」という意識を大切にしてください。そのための専門的なアドバイスやバックアップは、わたしたちが全力で行います。

定期的なメインテナンスを。

車や家が、定期的なメインテナンスによって美しく、長持ちするように、口腔内の健康についても同じことがいえます。
「予防プログラム」にそってプラークコントロールができているか、再発や別の部位に病気が起こっていないかなどを定期的に診査、診断を受けることが大切です。
わたしたち歯科医師と歯科衛生士、専門スタッフはそれぞれの役割りを通して、みなさまのホームドクター（ファミリーデンティスト）でありたいと願っています。
ぜひ、決められた来院日と、毎日のパーソナル・プラークコントロール（ホームケア）を守り、あなたの健康を増進してください。

FOR QUALITY OF LIFE

健やかな生活を送るために、
ごいっしょに、がんばりましょう。

ご自分の歯で食べられることは、なんと素晴らしいことでしょう。この幸せは、高齢になればなるほど実感することです。下の写真の方は、80歳になられる女性ですが、口腔内のお手入れやよい食習慣をなさって、このようなきれいなご自分の歯を維持されています。
あなたにとっても不可能ではありません。わたしたち専門スタッフが力をお貸しいたします。「充実した健やかな生活」を一緒に創ってまいりましょう。

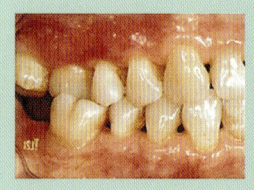

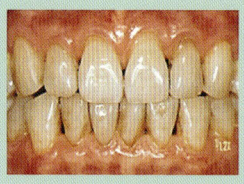

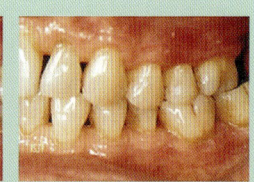

歯と歯周組織の構造

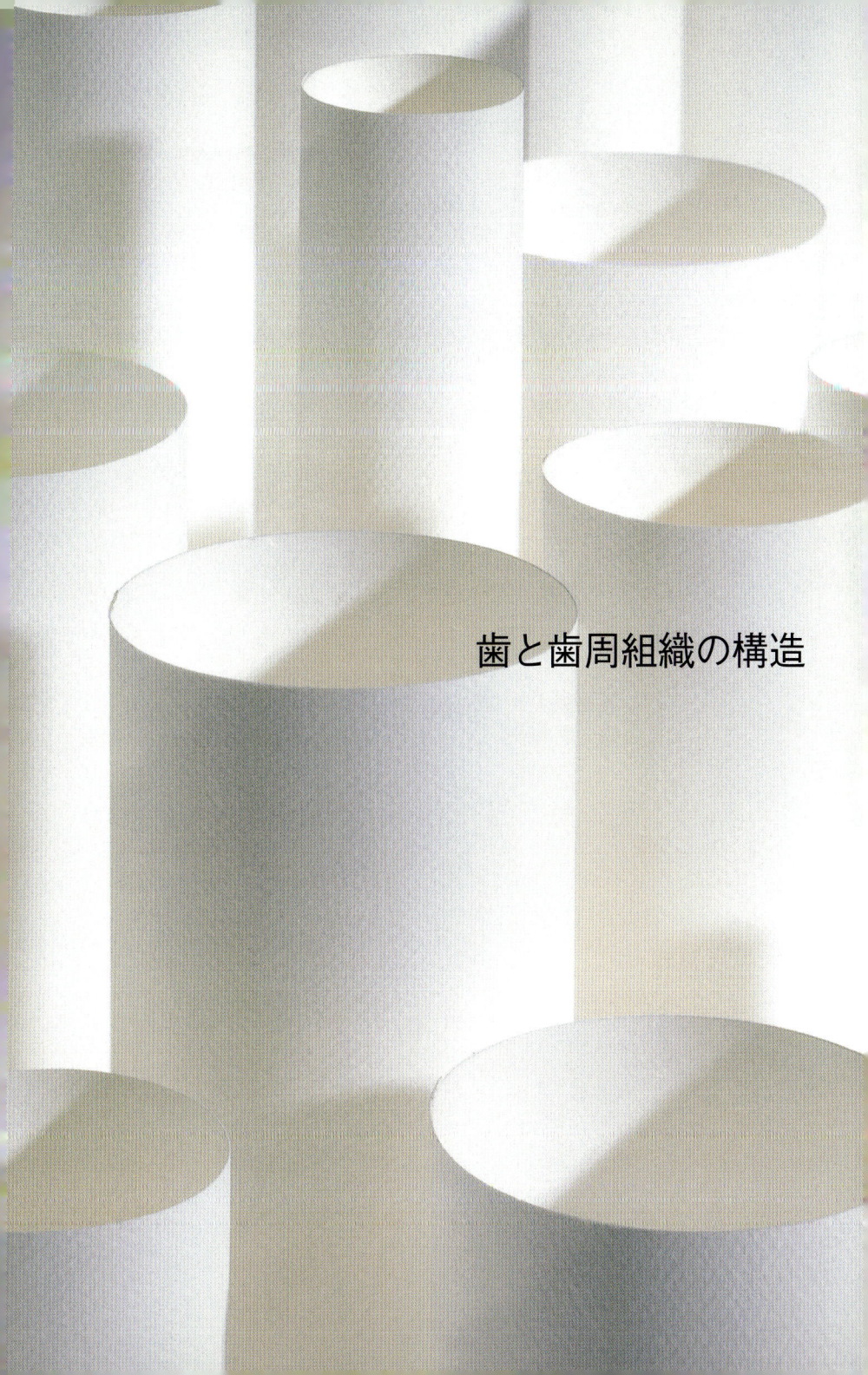

歯の構造

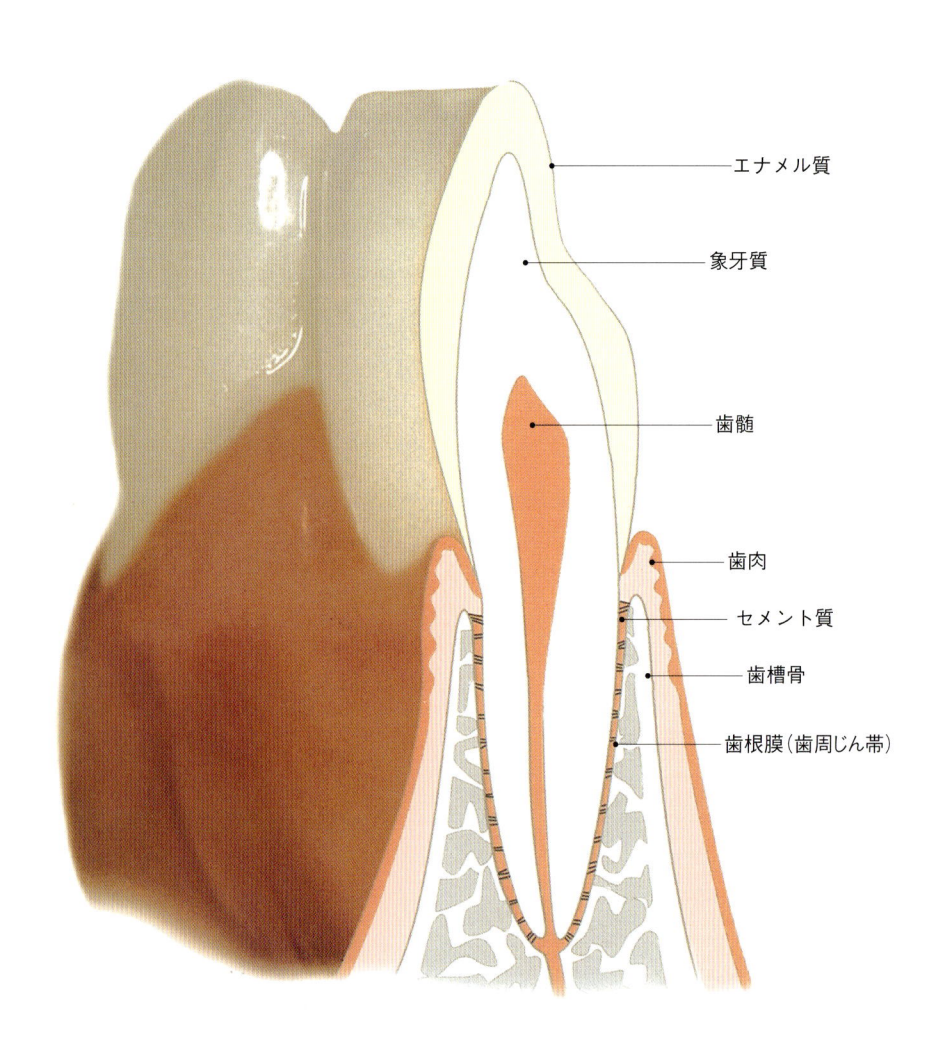

- エナメル質
- 象牙質
- 歯髄
- 歯肉
- セメント質
- 歯槽骨
- 歯根膜（歯周じん帯）

歯周組織の構造

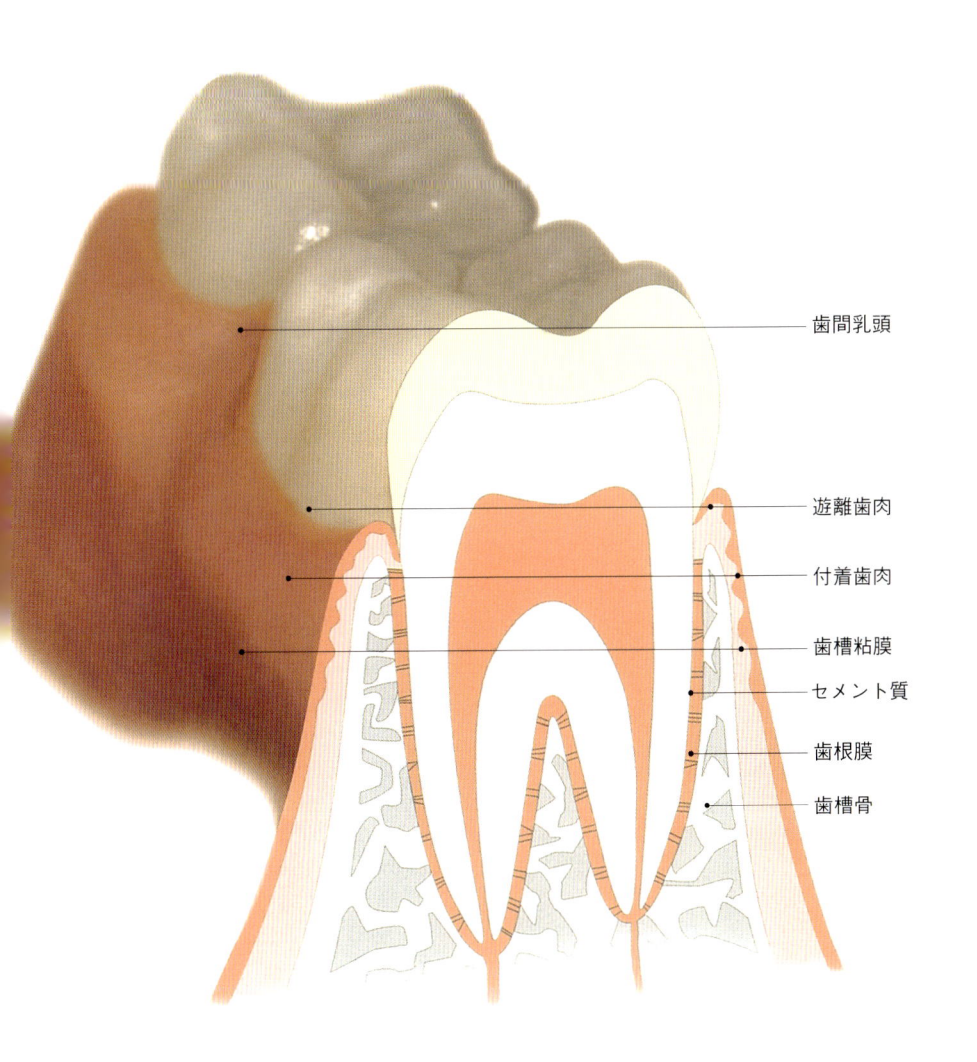

- 歯間乳頭
- 遊離歯肉
- 付着歯肉
- 歯槽粘膜
- セメント質
- 歯根膜
- 歯槽骨

歯周病の基本的な知識

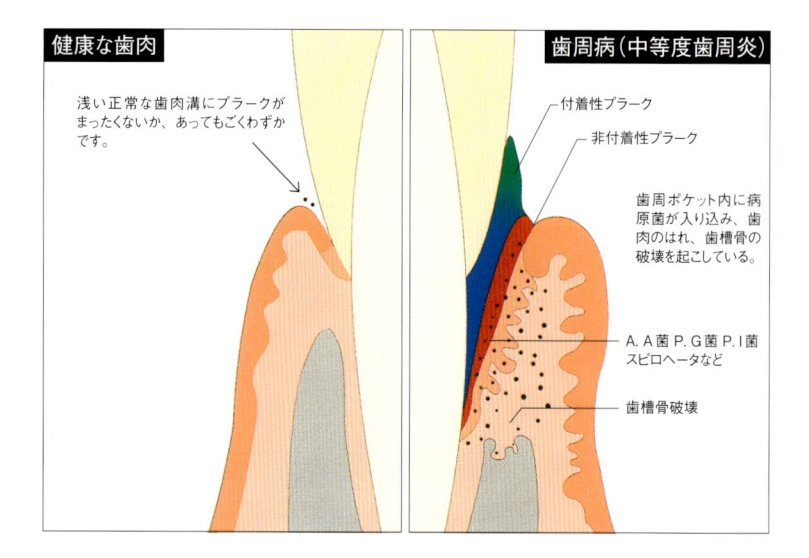

歯周病はバイオフィルム感染症です

歯周病のメカニズム。

歯周病の発症は歯周病原菌の感染によって起こります。
口腔内には300〜400種類の細菌が存在していますが、その中でとくに歯周病原菌となる特異な細菌は、アクチノバチルス・アクチノマイセテムコミタンス（A．A菌）、プロフィロモナス・ジンジバリス（P．G菌）、プレボテーラ・インテルメディア（P．I菌）、スピロヘータなどがあります。これらの菌が、歯肉溝（歯と歯ぐきの境目）のなかで異常増殖すると歯周ポケットが形成され、付着部が歯面からはがれ、続いて歯肉がはれ、歯槽骨の破壊を起こさせます。

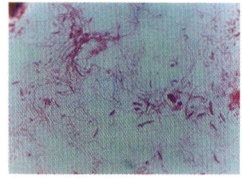

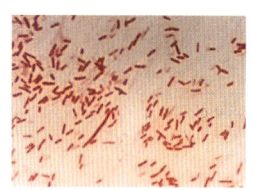

①歯周病巣細菌叢　　②プロフィロモナス・ジンジバリス　　③スピロヘータ

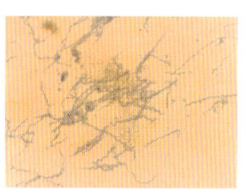

健康な歯肉

浅い正常な歯肉溝にプラークがまったくないか、あってもごくわずかです。

歯周病（中等度歯周炎）

付着性プラーク
非付着性プラーク
歯周ポケット内に病原菌が入り込み、歯肉のはれ、歯槽骨の破壊を起こしている。
A．A菌 P．G菌 P．I菌 スピロヘータなど
歯槽骨破壊

歯周病のバイオフィルムと感染。

健康な歯肉溝では、バイオフィルムの75％が常在菌（グラム陽性好気性球桿菌）であり、歯周病の病原性はありません。成人型歯周炎の歯周ポケットでは、グラム陰性嫌気性桿菌が75％を占めています。健康な歯肉溝と歯周病の歯周ポケットとのバイオフィルムには大きな違いがあります。歯周病に罹患した歯周組織を健康な組織にするためには、嫌気性菌、グラム陰性菌、スピロヘータの数を減らさなければなりません。

健康な歯肉の細菌　　　　　　　　　　　　　　重度歯周炎の細菌

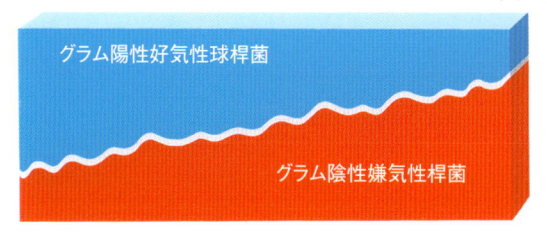

グラム陽性好気性球桿菌

グラム陰性嫌気性桿菌

家族に感染する可能性。

歯周病は、細菌（A. A菌、P. G菌など）が外部から進入して口腔内で増殖することによって感染し、発症します。
そのため、夫婦間・親子間で感染、伝染する可能性があることから家族全体を対象として治療を行う必要性があります。

歯周病の基本的な知識

歯周炎の進行パターン

リスクファクター（危険因子）があると急激に進行。

成人の歯周病は、30歳ぐらいから自覚症状もなく発症し、適切な処置を行わないかぎり加齢とともにゆっくり進行します。
また、「喫煙」「糖尿病」「薬剤の服用」「よくない歯の治療」などのリスクファクター（危険因子）が重なった場合、特に、ダブル、トリプル、マルチプルに重なるほど、急激に悪化します。
その他、10代の人にも見られる全身的な影響によると考えられる早期発現型歯周病があります。
あなたが歯周病におかされていた場合には、どのパターンにあたるかを正確に診断することが重要です。

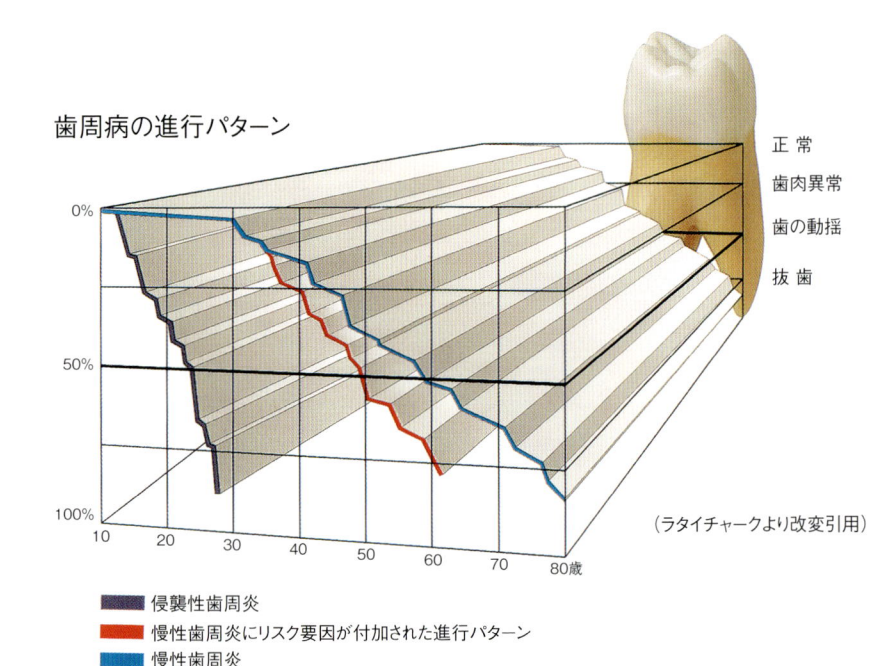

歯周病の進行パターン

正　常
歯肉異常
歯の動揺
抜　歯

（ラタイチャークより改変引用）

■ 侵襲性歯周炎
■ 慢性歯周炎にリスク要因が付加された進行パターン
■ 慢性歯周炎

歯周病の進行度について

4段階の進行度があります。

歯周病にかかっていないか、かかっているならどの程度まで進行しているのかによって「治療・予防プログラム」は異なってきます。
そのための理解を深めていただくために、歯肉が「正常」なケース、そして歯周病の進行度（付着の喪失の程度）によって「歯肉炎」、「初期歯周炎」、「中等度歯周炎」、「重度歯周炎」の典型的な症例をご覧ください。
この分類は、今後の治療方法、期間、メインテナンスの方法などを決めていくうえで、大変重要なポイントとなります。

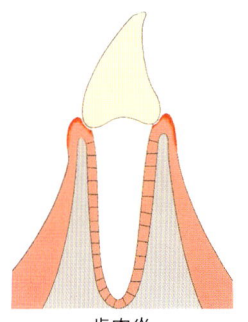

歯肉炎

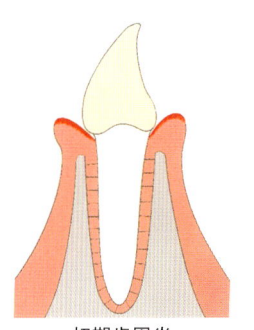

初期歯周炎

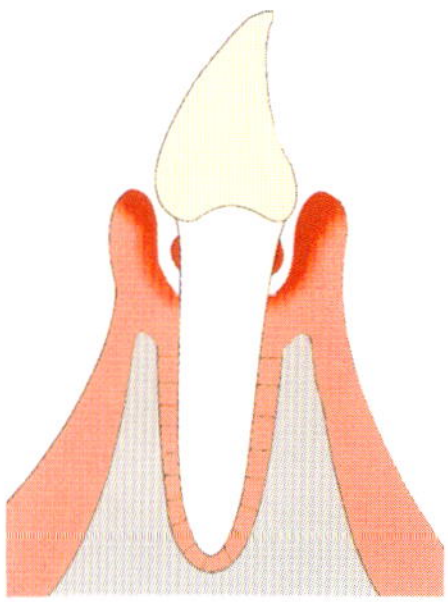

中等度歯周炎

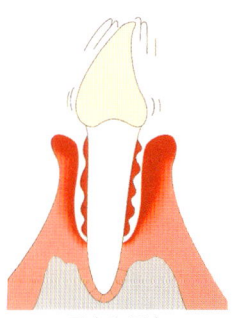

重度歯周炎

歯周病の基本的な知識

若年者の健康な口腔 (20歳女性)

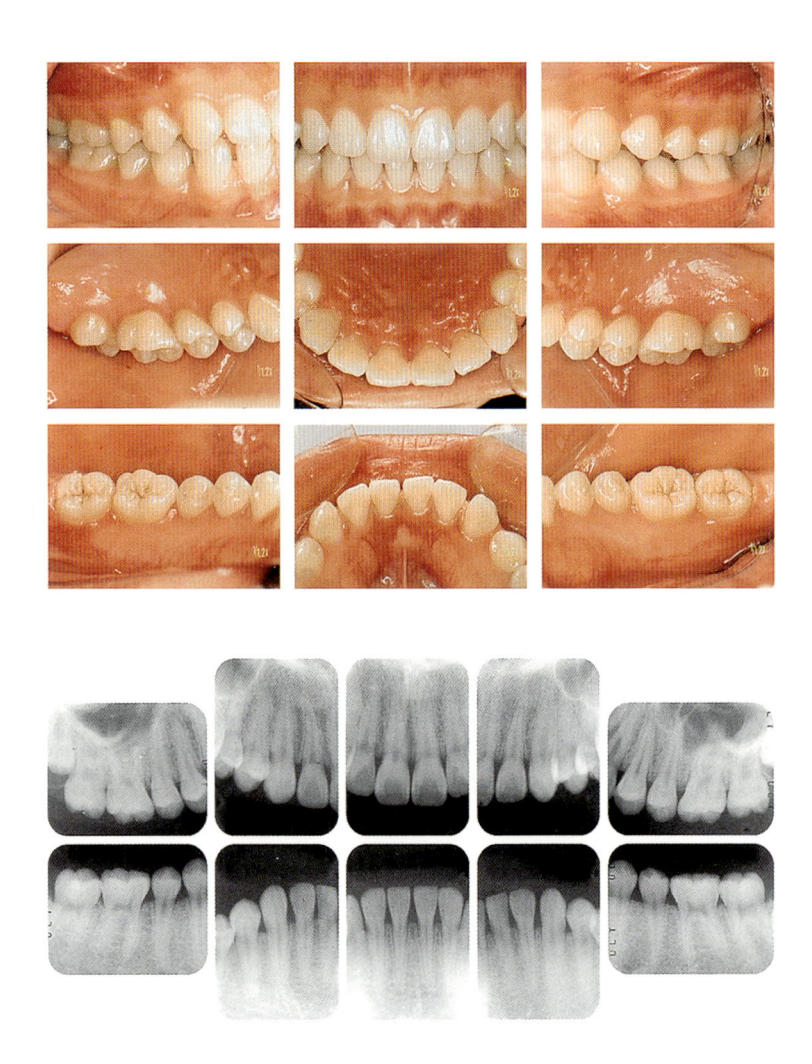

歯周病の基本的な知識

高齢者の健康な口腔 (80歳女性)

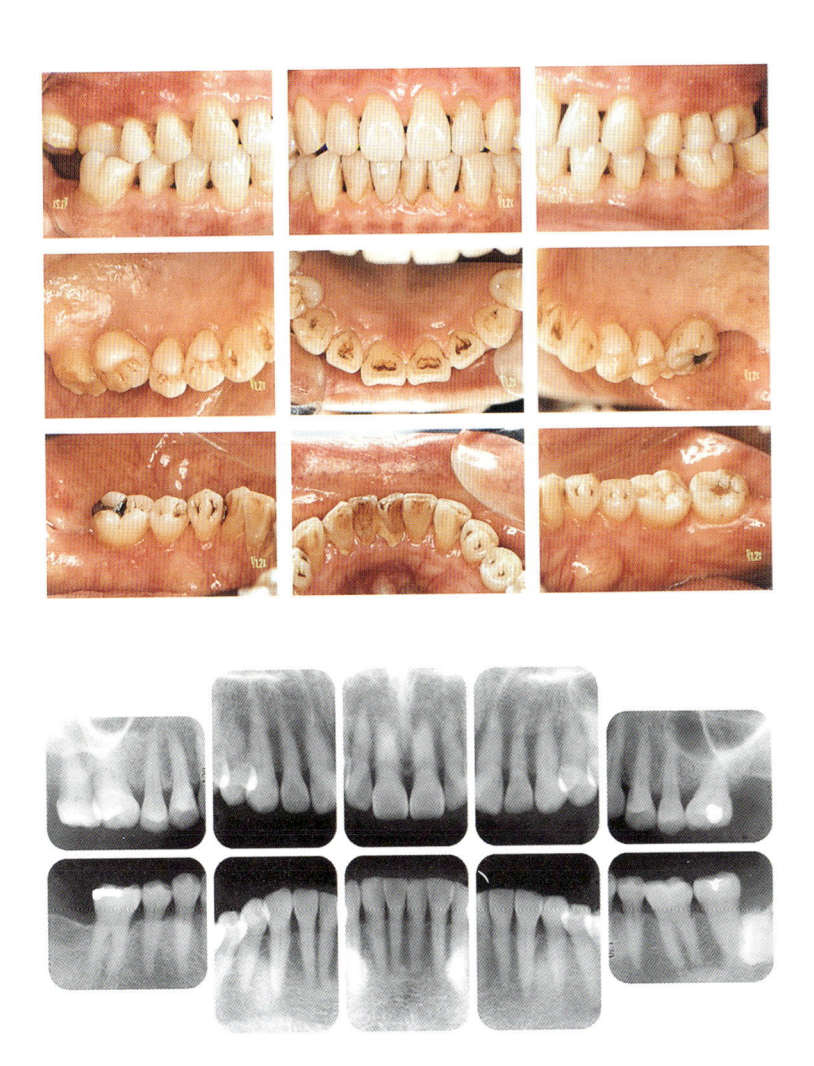

歯肉炎（28歳女性）

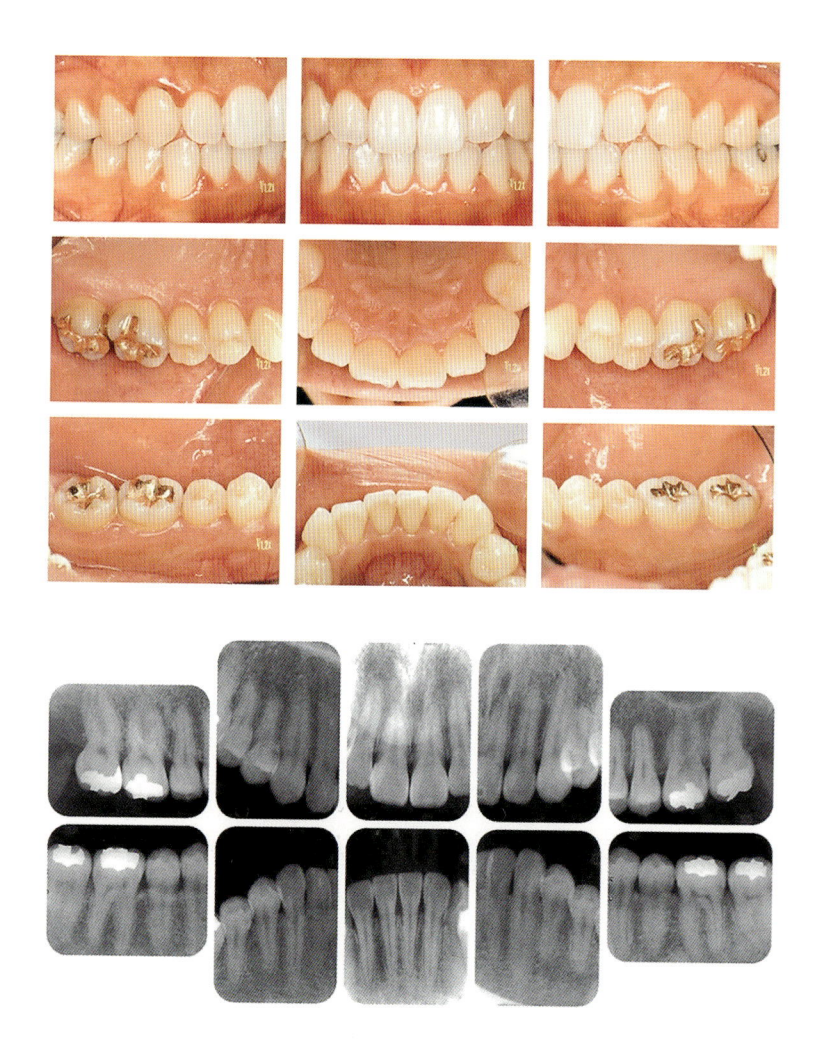

歯周病の基本的な知識

初期歯周炎（38歳女性）

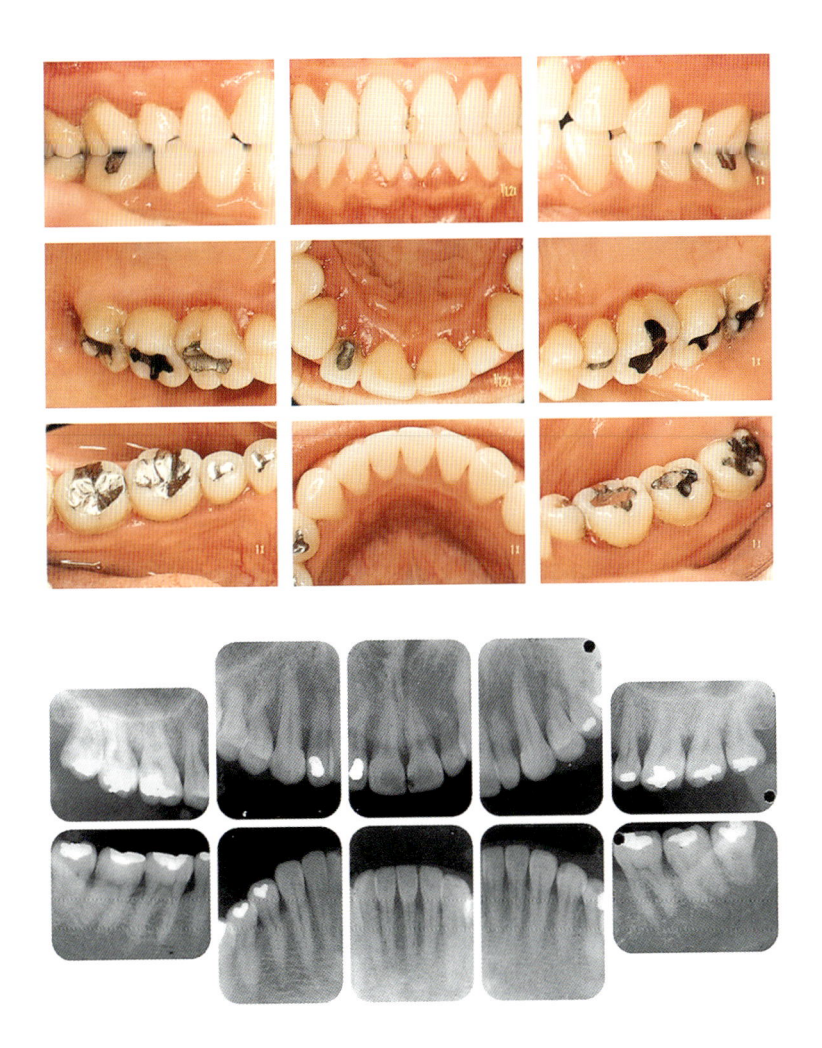

中等度歯周炎 （36歳男性）

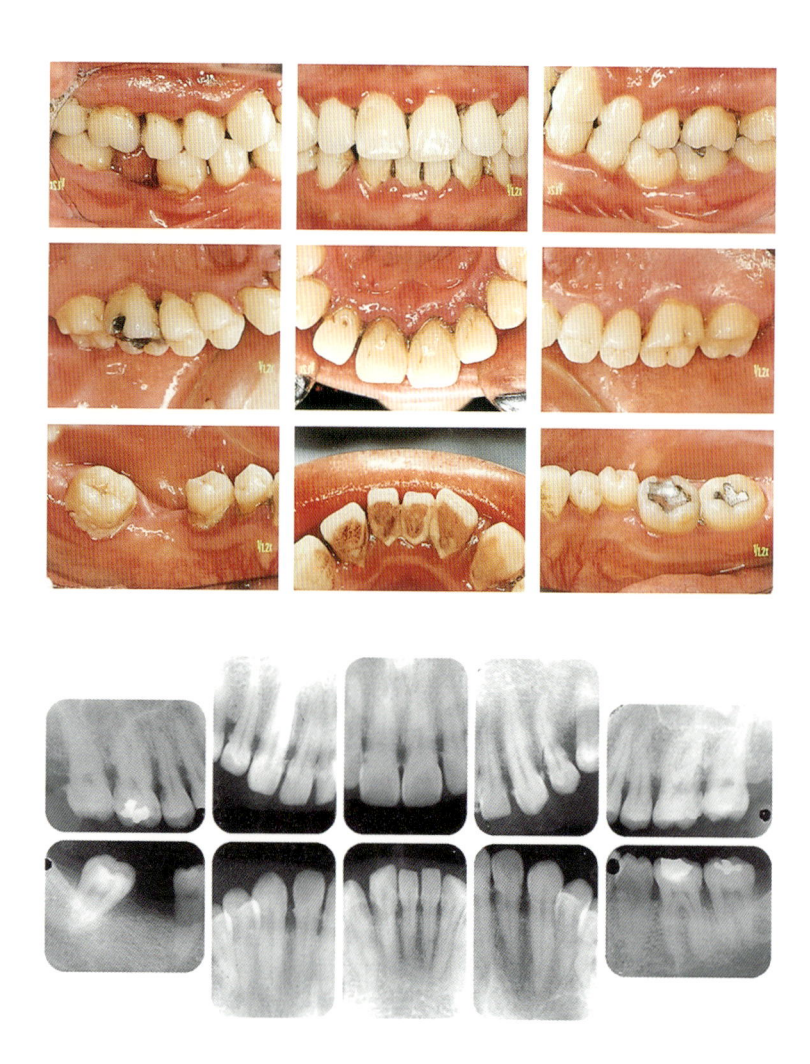

重度歯周炎 (58歳男性)

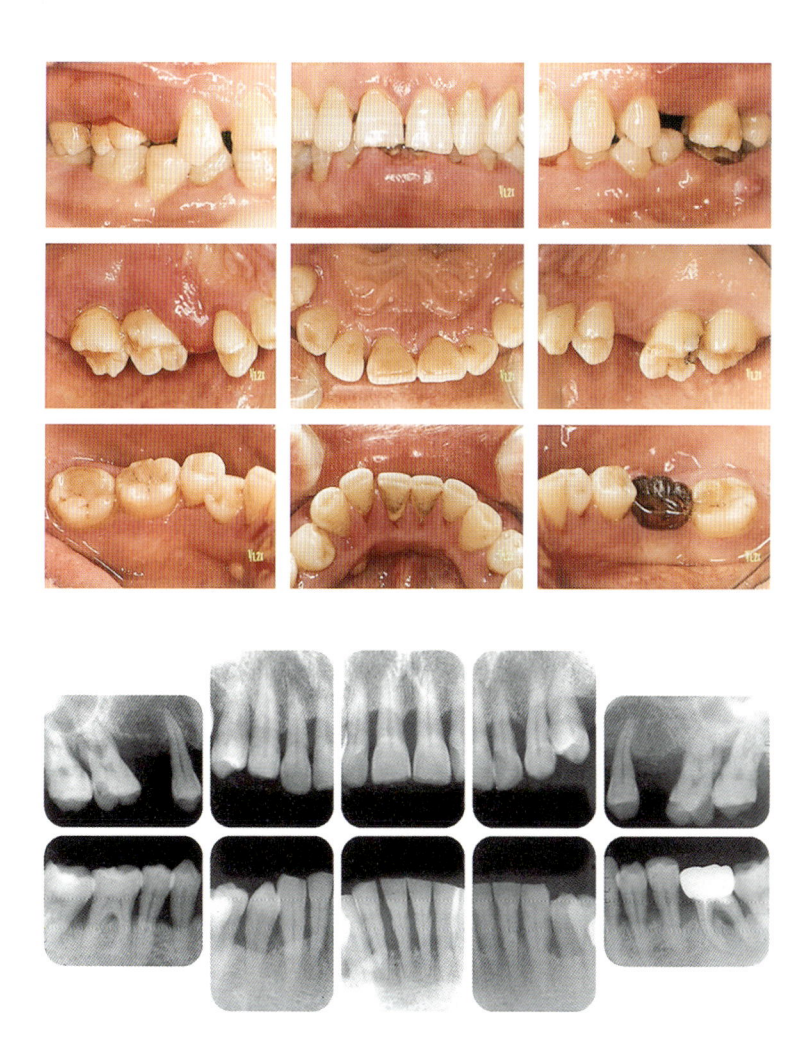

リスクファクター(危険因子)について

リスクファクターを減らしましょう。

歯周病は、細菌感染による炎症性疾患です。歯周病を急速に増悪させる因子として、局所的因子と全身的因子があります。

たとえば、歯周病にかかった人が糖尿病にもかかり、ヘビースモーカーで、さらに歯ぎしりもするといった場合、危険因子がトリプルに複合しているために、歯周病は急速に悪化してしまいます。

歯周病の治療を進めるためには、危険因子の要因を減らさなければ治療しても再発を繰り返すことになります。

歯周病における危険因子

局所的因子	歯の形態	分岐部の位置 特異な解剖学的歯根形態 (上顎側切歯や上顎第一小臼歯)
	歯根の近隣	隣接面 たとえば上顎第一大臼歯の遠心頰側根と 　第二大臼歯の近心頰側根
	歯列不正	叢生など
	異常咬合や異常習癖	歯ぎしりやくいしばりなど
	いわゆる歯科医原性の治療	
全身的因子	遺伝的要因 内科的疾患 薬剤の副作用 精神的ストレス ホルモンの分泌異常 喫煙、多量の飲酒 食生活の影響	糖尿病、膠原病、リウマチなど 抗てんかん薬、免疫抑制剤、狭心症の予防薬 思春期のホルモンの変化 妊娠によるホルモンの変化 更年期障害 閉経期後の骨粗鬆症

歯周病の基本的な知識

喫煙と歯周病

喫煙者は、歯周病にかかりやすい。

歯周病を増悪させる危険因子として、喫煙したタバコの総蓄積本数が重要視されます。多ければ多いほど、危険は増大します。
喫煙が歯周組織にあたえる悪影響のおもな作用は、

①ニコチンの血管収縮作用
　（歯肉への血液の流れが悪くなり酸素や栄養が欠乏したり、老廃物の除去がうまくいかなくなる。）
②歯肉の線維化
　（歯肉が線維化し、出血など歯周病の定型的な症状が出にくく、手遅れになりやすい。）
③白血球の機能の抑制
　（細菌と闘う白血球の機能が50％も減少する。）
④歯肉の修復機能に対する悪影響
　（歯周病の治療に必要な線維芽細胞の働きを抑えます。その結果、治癒に対する反応が悪くなります。）
● 禁煙をすれば危険度は減少し、1～4年で改善していきます。たとえ禁煙に失敗しても、あきらめずにトライしてください。蓄積本数は少ないほうが相対的に歯周病が悪化しにくくなるからです。

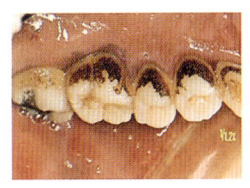

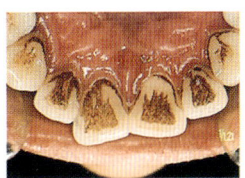

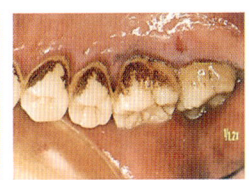

女性と歯周病

歯の寿命は女性のほうが短い。

女性の口腔健康状態は、生涯のさまざまなステージに応じて変化します。たとえば、思春期、更年期などの身体の成長、老化に伴う変化の時期や月経、妊娠期間などは身体だけでなく、口の中の状態も変化するのです。

それは、プロゲステロンやエストロゲンという女性ホルモンの分泌量の変化が口腔内の血液循環やプラーク中の細菌などを敏感に反応させるからです。

特に、妊娠期間は赤ちゃんへの影響も考えて、診査、診断と予防指導をぜひ受けてください。

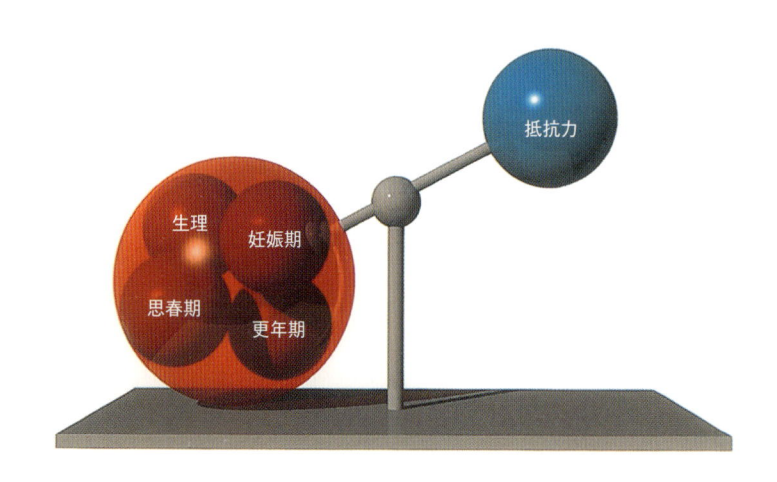

妊娠と歯周病

プロゲステロンやエストロゲンは、細菌の一種プレボテーラ・インテルメディアの発育を促進させ、出血を起こしやすくします。

妊娠前

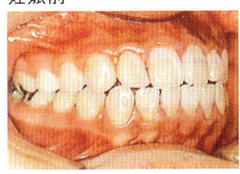

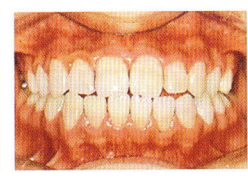

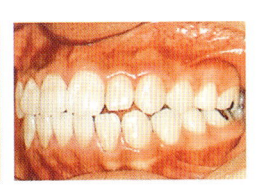

妊娠中

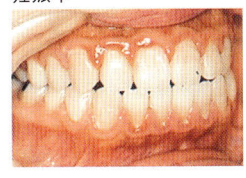

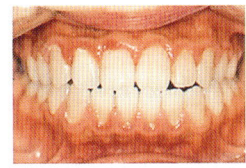

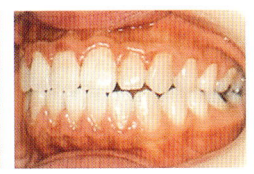

更年期と歯周病

更年期をむかえた時、更年期症状の一分症としてホルモンのバランスがくずれ、歯周組織が変化し、その結果歯周病罹患者は症状が増悪することがあります。

更年期

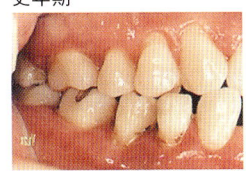

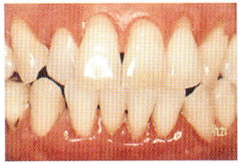

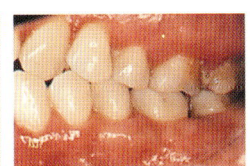

更年期後

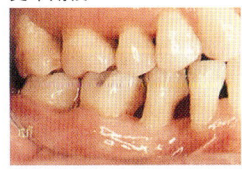

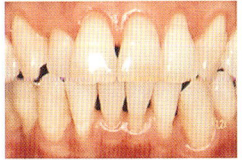

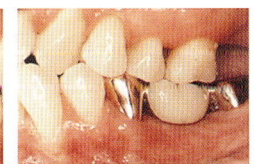

歯周病の治療について

4つの原則。

詳細な治療方法については、あなたの口腔内の診査、診断により、具体的なプログラムを作成し、お知らせいたします。
ここでは、歯周病治療のおおまかな流れとどんな治療でも、これだけは知っておいていただきたい4つの原則をあげることにします。

(1) 大部分の口腔疾患は細菌が原因のバイオフィルム感染症です。
(2) 慢性疾患であり、コントロールはできるが、完全な治癒はむずかしい。
(3) 歯周ポケットから歯石、プラークを完全に除去することは、組織・細菌学的には不可能である。
(4) 歯周治療後のポケットは、メインテナンスをしなければ、再び感染する。

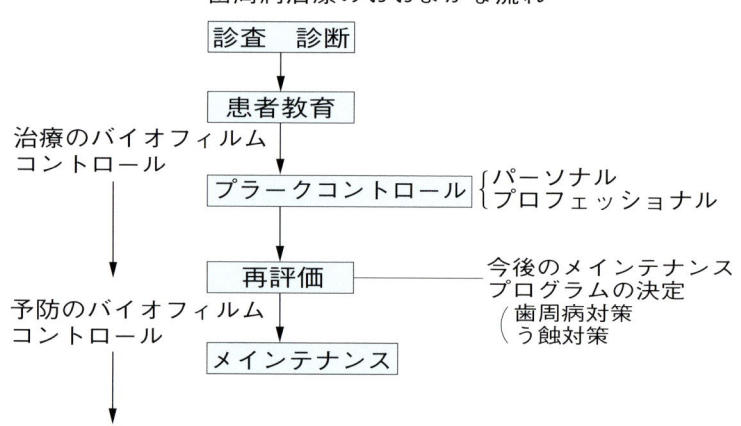

歯周病治療のおおまかな流れ

診査　診断
↓
患者教育
↓
プラークコントロール ｛パーソナル／プロフェッショナル
↓
再評価 — 今後のメインテナンスプログラムの決定（歯周病対策／う蝕対策）
↓
メインテナンス

治療のバイオフィルムコントロール
↓
予防のバイオフィルムコントロール

ブラッシング、フロッシング
（パーソナル・プラークコントロール）について。

治療をすすめるうえで、まず、口腔内の異常に増殖した細菌を減少、抑制することが必要です。そのために、患者さんご自身によるプラークコントロール、特にブラッシングをかならずつづけてください。
ブラッシングの方法は、詳しくご指導いたしますが、重要な点は

毛先を歯面に斜め45°に当て、細かな振動で歯肉の内側、外側の3面と咬合面を磨く。

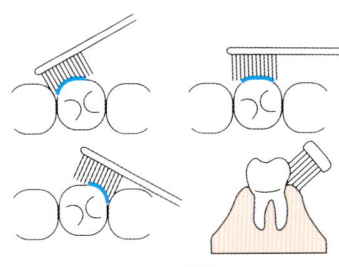

口腔内を一筆磨きの要領で、一周しながら、すべての歯を磨く。

以上の方法を1クール（5分を目安）として、口腔衛生度に応じて、クール数を決めてまいります。

（ラタイチャークより引用）

歯ブラシの毛先がとどきにくい、歯と歯の間のプラークを取り除く時はデンタルフロスを使用します。

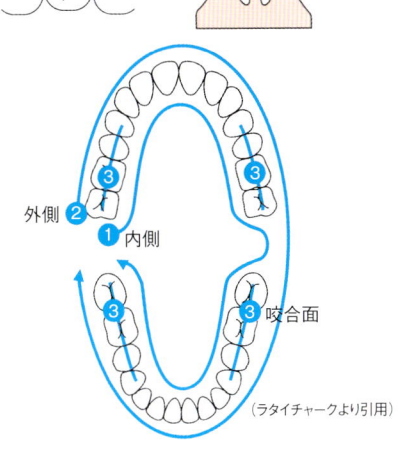

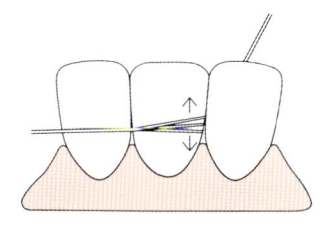

スケーリング、ルートプレーニング
（プロフェッショナル・バイオフィルムコントロール）について。

専門家によるプラークコントロールとして、スケーリング、ルートプレーニング、歯周外科を行います。

スケーリングとは、歯の表面からプラークや歯石を除去することであり、ルートプレーニングは、歯根面に浸透した菌体外毒素をセメント質、象牙質表層から除去し、清潔で、硬く、滑沢な根面をつくることです。

ともに、治癒を得られやすい環境をつくることを目的としています。また、必要があれば、局所持続性抗生物質のペリオクリン投与や歯周外科の処置をとる場合もあります。

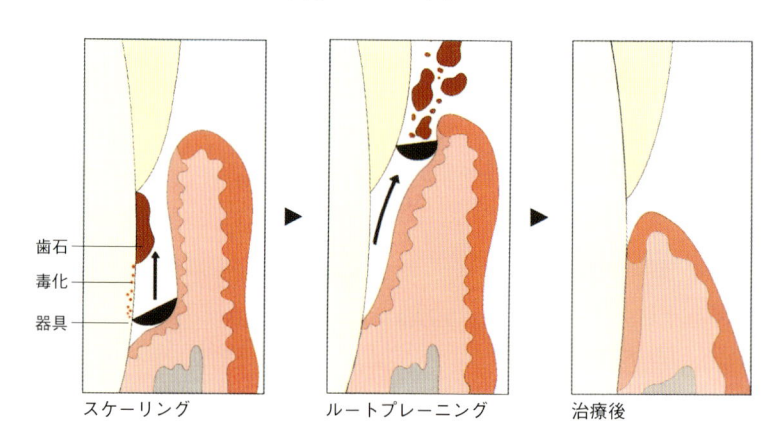

歯石
毒化
器具

スケーリング　　ルートプレーニング　　治療後

メインテナンスの重要性

メインテナンスの目的。

メインテナンスは、持続的なバイオフィルムの破壊と除去を行って治療によって得られた口腔内の健康な状態を維持させ、再発を防止することを目的としています。

具体的には、歯周ポケット内の歯周病原菌であるグラム陰性菌群は、処置した後12～16週で、もとの細菌叢に戻る傾向があります。

そこで、細菌の量が悪影響を起こしだす前に、プロフェッショナルバイオフィルムコントロールを行って、歯周病の再発を予防するために、その人の歯周環境に応じた、今後のメインテナンス・プログラムを決定します。

メインテナンス（次回来院日）を必ず守りましょう。

メインテナンス・プログラムにそってメインテナンス間隔が指定されます。この間隔は、基本的に3ヵ月とされていますが、再評価やパーソナルプラークコントロールの程度によって、短くなったり、徐々に延ばされたりします。メインテナンスは、必ず守ってください。

もし、メインテナンスを定期的に行わないと、確実に歯周病は進行したり、再発してしまいます。

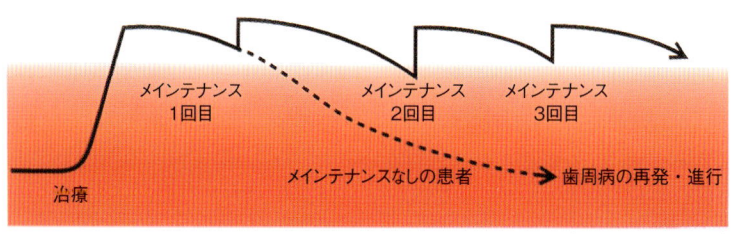

（ラタイチャークより引用）

歯周病の基本的な知識

歯周病が関わる疾患

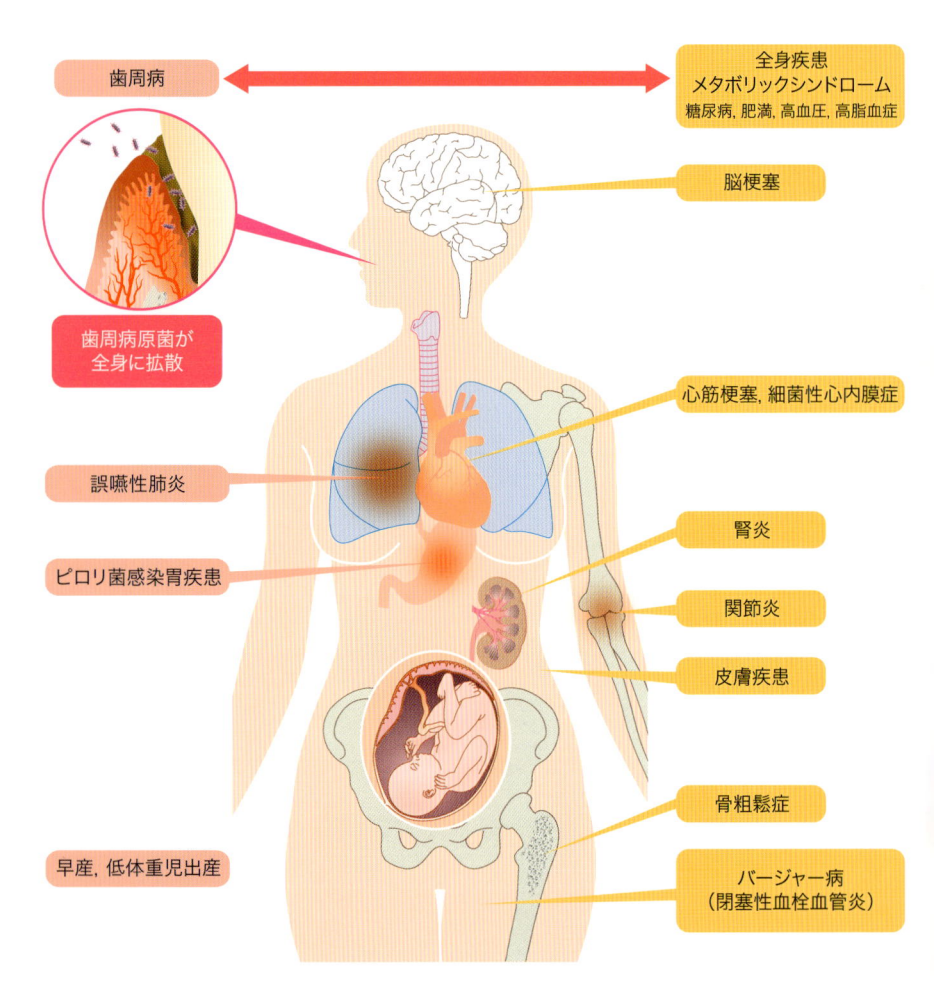

- 歯周病
- 歯周病原菌が全身に拡散
- 誤嚥性肺炎
- ピロリ菌感染胃疾患
- 早産, 低体重児出産

- 全身疾患 メタボリックシンドローム 糖尿病, 肥満, 高血圧, 高脂血症
- 脳梗塞
- 心筋梗塞, 細菌性心内膜症
- 腎炎
- 関節炎
- 皮膚疾患
- 骨粗鬆症
- バージャー病（閉塞性血栓血管炎）

（プロクター・アンド・ギャンブル・ジャパン㈱：オーラルヘルスと全身の健康.
奥田 克爾：1章 歯周病原性細菌の浸入. 図1 歯周病が関わる全身疾患, より改変引用）

う蝕の基本的な知識

成人のう蝕について

う蝕(カリエス)のメカニズム。

う蝕は、プラーク中の細菌（ミュータンス菌、ラクトバチラス菌など）の感染によって起こります。

細菌は、飲食した食べ物から栄養を取り、酸をつくります。この酸によって歯が溶かされてしまった状態がう蝕です。

人間のからだには、この酸と闘おうとする抵抗力があり、人によって程度の差はありますが、唾液や歯の質などがその力です。

しかし、酸にさらされる回数が多かったり、時間が長かったりすれば、酸との闘いに敗れ、う蝕になってしまいます。

つまり、細菌とからだの抵抗力の闘いともいえるのです。

歯頸部カリエスが起きやすい。

歯周病やブラッシングの過剰な圧力のかけすぎなどにより、歯肉の退縮が起きると象牙質が露出してしまい、冷たいものやブラッシングでしみたりすること（知覚過敏症）が起こります。

また、象牙質は、エナメル質よりも酸におかされやすいためカリエスになりやすいのです。

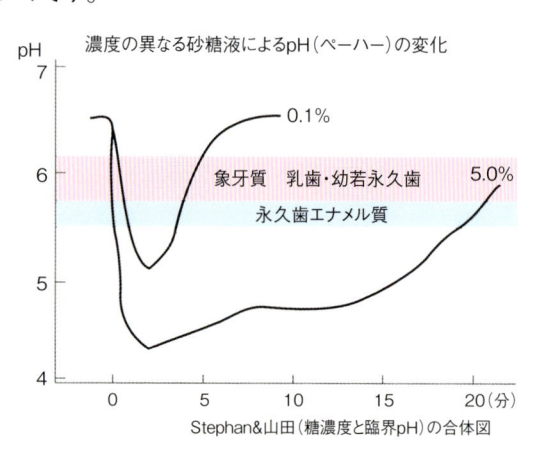

濃度の異なる砂糖液によるpH（ペーハー）の変化

象牙質　乳歯・幼若永久歯
永久歯エナメル質

Stephan&山田（糖濃度と臨界pH）の合体図

歯頸部カリエスのリスク。

①食事回数の多い人　②「のど飴」などのアメを常用している人
③唾液分泌量の極端に少ない人
(a)腺分泌抑制剤の投与を受けている人　(b)放射線治療の結果、唾液腺に障害を生じた人　(c)手術により唾液腺を摘出した人　(d)その他、唾液の分泌の低下を伴う疾病の人（たとえばシェーグレン症候群など）　④歯周治療後のプラークコントロールが不良の人

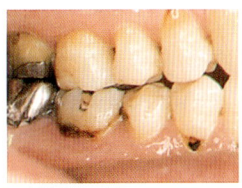

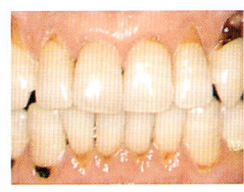

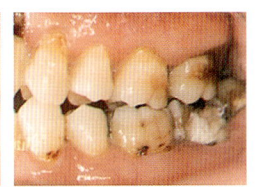

歯根露出部におけるう蝕（歯頸部カリエス）の発症において留意しなければならないことは、エナメル質う蝕と異なり、弱い酸でも脱灰が生じる点です。

エナメル質の脱灰はpH5.5以下で生じるといわれていますが根露出部の象牙質においては、pH6.2程度であるといわれています。この酸の強さを単純な数値になおすと、約5倍程度の酸の強さがあると考えられ歯根露出部がいかに弱い酸で脱灰されるかが理解できるでしょう。

細菌と抵抗力について

ミュータンス菌とラクトバチラス菌。

う蝕を引き起こす病原性がもっとも強い細菌は、縁上（歯肉より上の部分）プラーク中に多く存在するミュータンス菌（*Mutans streptococci*）です。この菌は、歯面に対して強い付着能を持っているため、やがてコロニーをつくり、低いpH環境の中でも生存し、酸を産生します。脱灰の初期に重要な役割をはたすと考えられています。

もうひとつの強い病原性をもつラクトバチラス菌は、付着能をもっていませんが、定着できる「すみか」があると増殖を起こし、しばしばう蝕の深部にみられることから、脱灰の後期に重要な役割をはたすと考えられています。ラクトバチラス菌は、口腔環境が不良であればあるほど増殖するところから、その量を知ることで口腔環境や食習慣を客観的に評価できるといえます。

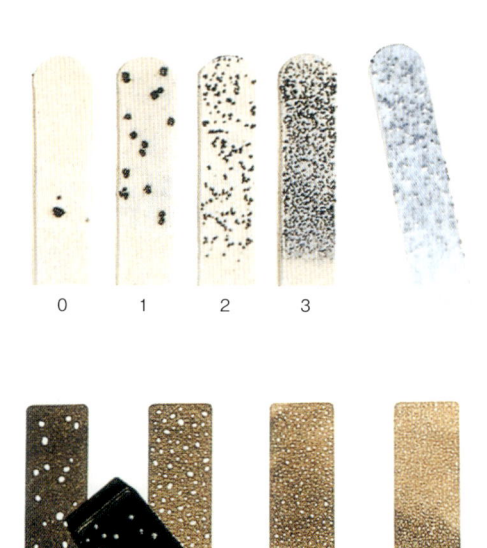

0　　1　　2　　3

1,000　　　　　100,000　　1,000,000

唾液の働き。

人間のもっているう蝕に対する抵抗力のうちでもっとも大きな力は唾液です。唾液の作用には、次のことがあります。

①洗浄作用‥‥‥‥‥唾液は歯面や口腔内を洗浄します。
②殺菌・抗菌作用‥‥唾液中の免疫抗体、リゾチーム、ペルオキシダーゼ、ラクトフェリンなどに抗菌作用があり、プラークの形成・発育を抑制します。
③緩衝作用‥‥‥‥‥口腔内の酸、アルカリを中和します。
④抗脱灰作用‥‥‥‥pHを高めて、歯の溶解を低下させ、また、エナメル質、象牙質の再石灰化を促進させます。

唾液はこのような優れた働きをしていますので、分泌量が多いほど、う蝕の予防効果は高くなります。

歯質について。

その人の歯質も、抵抗力のひとつです。
一般的に、エナメル質の脱灰が起こる臨界pHは5.5～5.7ですが、象牙質、セメント質、幼若永久歯、乳歯の場合、pH5.7～6.2程度とされています。歯質によって臨界pHが若干異なる場合があるのです。

う蝕の基本的な知識

う蝕と食事

食事とpH(ペーハー)の関係。

食事をとるたびに、口腔内は数分で酸性になり(pHが低くなる)、歯の表面の成分(カルシウム・リン)が溶かされはじめます(脱灰)。40分ぐらい時間がたつと、pHは高くなり、溶かされた歯の成分はもとにもどされます(再石灰化)。

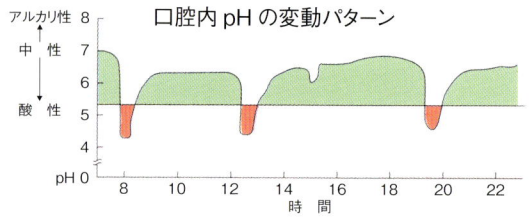

口腔内pHの変動パターン

A図：朝食、昼食、夕食を定期的に取っていると、唾液の力で酸は中和され、歯の表面は再石灰化されます。

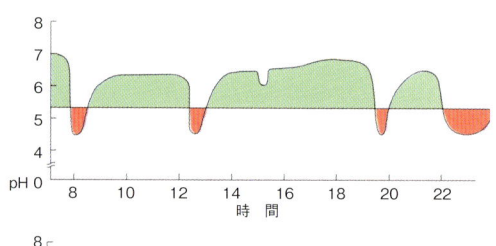

B図：夜、寝る前に飲食すると、睡眠中は唾液の分泌量が著しく低下するため、酸にさらされる状態が非常に長くなります。

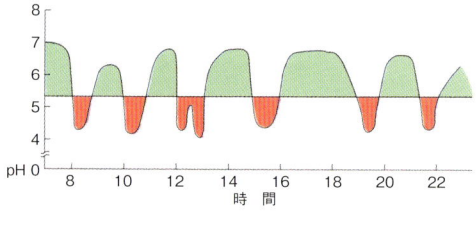

C図：食事の間に、おやつや夜食など頻繁に飲食すると、口腔内の酸性状態が非常に長くなり、脱灰が連続することになります。

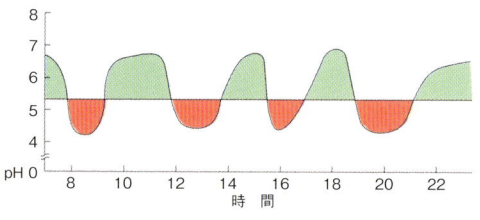

D図：唾液の量や質が劣っていて、酸を中和する能力(唾液緩衝能)が低い人の場合、飲食後、中性に戻るのが遅く、酸性状態が長くなります。

う蝕とフッ素

フッ素の効果。

フッ素はう蝕予防に、次の4つの働きをします。
①再石灰化の促進作用。
②再石灰化の際にフルオロアパタイトを生成し、より耐酸性の高い歯質とする。
③酸の産生を抑制する。
④抗菌作用がある。

歯と唾液プラークの間では、常にカルシウムとリンの交換、つまり、脱灰と再石灰化が行われています。この時、酸性状態（pHが低い）が続くと、脱灰が進行し、やがて初期う蝕になってしまいます。しかし、フッ素は再石灰化を促進し、エナメル質の表面にフルオロアパタイトを生成してより耐酸性の高いエナメル質を形成します。また、プラーク中の細菌の酵素を阻害する働きがあるため、酸の産生も抑制します。

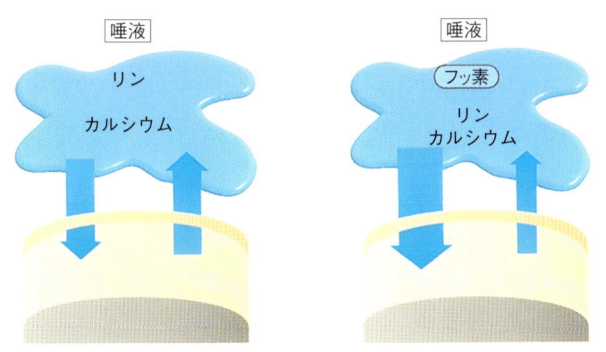

唾液の中には、リンやカルシウムが溶けていて、それが歯の中に浸み込んだり（再石灰化）、歯から奪われたり（脱灰）しています。フッ素は、この再石灰化を促進し、脱灰を抑制します。

あなたの口腔の健康状態

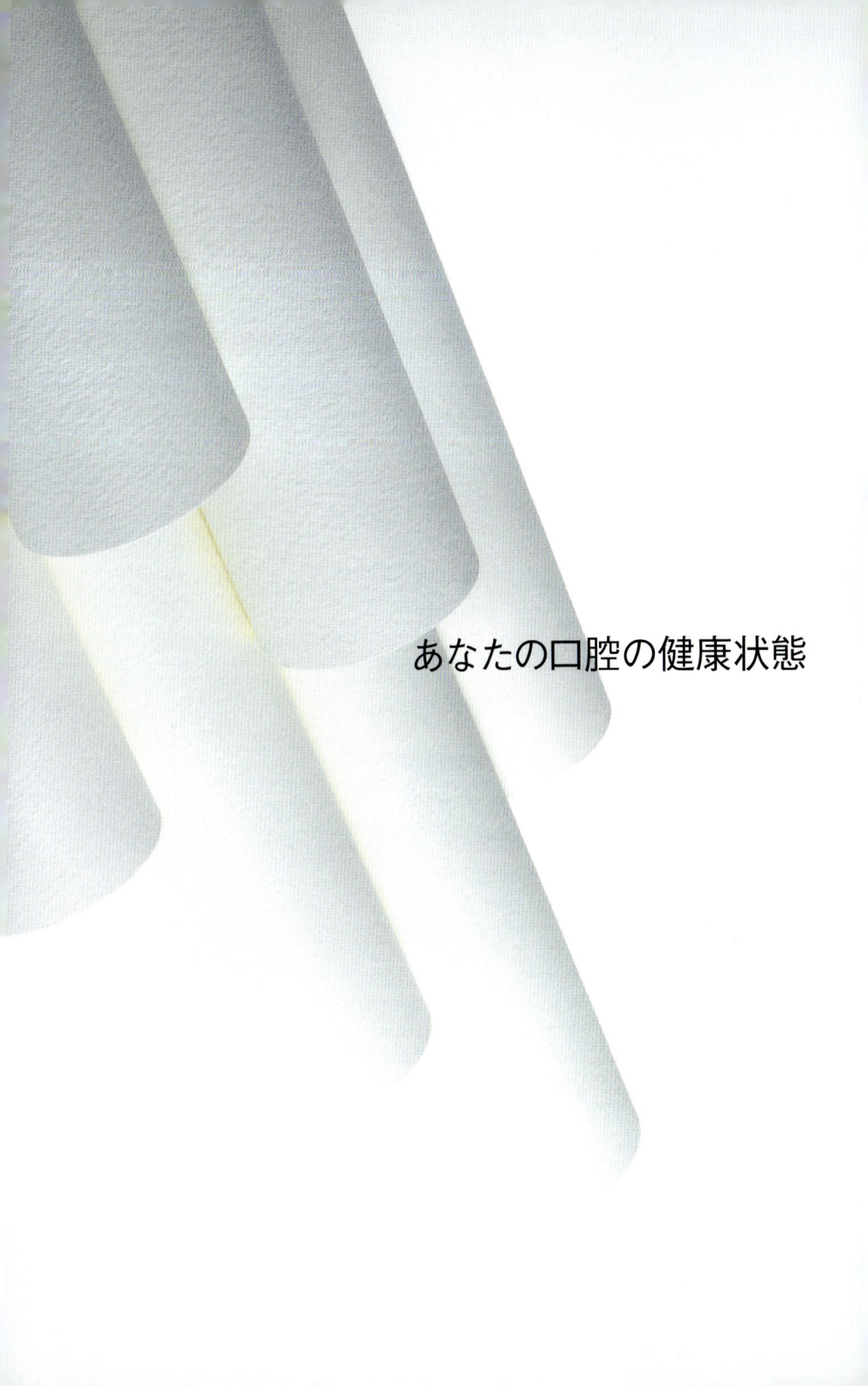

歯周病とう蝕の危険度チェック

①プラークの蓄積量

プラークが多いことは、う蝕や歯周病になりやすい状態です。特に、かみあわせの溝や、歯と歯の間、歯と歯肉の境目にあるプラークは、とても危険です。

＜判定のしかた＞

スコア0	スコア1	スコア2	スコア3
プラークなし	歯肉の境目にうすい膜のようなプラークがある	歯肉の境目にそってプラークがついているのが見える。歯と歯の間にはない	歯肉の境目や歯と歯の間にもたくさんのプラークがついている

②歯周病の進行度

あなたの歯肉が「正常」か、歯周病にかかっているとしたら、「歯肉炎」、「初期歯周炎」、「中等度歯周炎」、「重度歯周炎」のどの進行度かを調べ、今後の、治療法やプラークコントロールの方法を決定します。

＜判定のしかた＞

スコア0	スコア1	スコア2	スコア3
正常	歯肉炎 初期歯周炎	中等度歯周炎	重度歯周炎

③危険因子の数

全身的危険因子の数で分類します。

＜判定のしかた＞

スコア0	スコア1	スコア2	スコア3
危険因子なし	危険因子1つ	危険因子2つ	危険因子3つ以上

④喫煙の蓄積量

リスクファクターのなかでも大きな因子である喫煙の蓄積量を調べます。

1日　　本×365×　　年＝　　本

＜判定のしかた＞

スコア0	スコア1	スコア2	スコア3
0	10万本	20万本	30万本以上

⑤飲食の回数

食事と間食を含めて、1日何回食べているか、また、その内容を問診して調べます。

＜判定のしかた＞

スコア0	スコア1	スコア2	スコア3
3回	4回	5回	6回以上

⑥唾液の緩衝能

唾液には、歯の表面をきれいにしたり、食べ物の消化を助けたり、口の中の酸を中和したり、食べ物に含まれる化学物質をうすめたり、人間のからだにとって大切な多くの働きがあります。口の中の酸を中和させる力を緩衝能といい、低いとう蝕になりやすくなります。

＜判定のしかた＞

スコア0	スコア1	スコア2	スコア3
即青	青	緑	黄
高い	中		低い

⑦唾液の分泌量

唾液の分泌量も人によって差があり、年令、服用している薬、体質などその他の要因によって違いが起こります。

＜判定のしかた＞

スコア0	スコア1	スコア2	スコア3
10ml 以上／5分	10〜6.0ml／5分	6.0〜3.5ml／5分	3.5ml 未満／5分
多い	多い	普通	少ない

あなたの口腔の健康状態

⑧ミュータンス菌の数

唾液中のミュータンス菌の数を調べます。
ミュータンス菌だけで育てる培養液に、舌の上で回転させたストリップを入れ、2日間培養します。ミュータンス菌は青色の群落（コロニー）として現われ、モデルチャートと比較して判定します。

＜判定のしかた＞

スコア0	スコア1	スコア2	スコア3
0／ml	100,000／ml	500,000／ml	1,000,000／ml
特に心配はありません	やや心配です	危険です	特に危険です

⑨ラクトバチラス菌の数

唾液中のラクトバチラス菌の数を調べます。
寒天培地の両面に唾液を流して、4日間培養し、モデルチャートと比較して判定します。

＜判定のしかた＞

スコア0	スコア1	スコア2	スコア3
1,000／ml	10,000／ml	100,000／ml	1,000,000／ml
特に心配はありません	やや心配です	危険です	特に危険です
	食生活の改善が必要です		

※ただし、日本において「予防」には健康保険が適用されていないため、⑥⑧⑨の検査は、自己負担となります。詳しくは当医院までお気軽におたずねください。

⑩フッ化物の使用状況

脱灰を抑制し再石灰化を促進するフッ化物の使用状況を調べます。
(A) 家庭での使用　(B) 歯科医院でのフッ素塗布

＜判定のしかた＞

スコア0	スコア1	スコア2	スコア3
(A)と(B)ともに行っている。	(A)のみを行っている。	(A)を時々または(B)を行っている。	(A)と(B)ともに行っていない。

あなたの口腔の健康状態

_____年_____月_____日

あなたの口腔内写真

_____年_____月_____日

あなたの口腔内写真

あなたの口腔の健康状態

　　年　　月　　日

あなたの口腔内写真

　　年　　月　　日

あなたの口腔内写真

あなたの口腔の健康状態

___年___月___日

あなたの口腔内写真

___年___月___日

あなたの口腔内写真

あなたの口腔の健康状態

　　年　　月　　日

あなたの口腔内写真

　　年　　月　　日

あなたの口腔内写真

あなたの口腔の健康状態

　　年　　月　　日

あなたの口腔内写真

　　年　　月　　日

あなたの口腔内写真

あなたの口腔の健康状態

歯周病の進行パターン

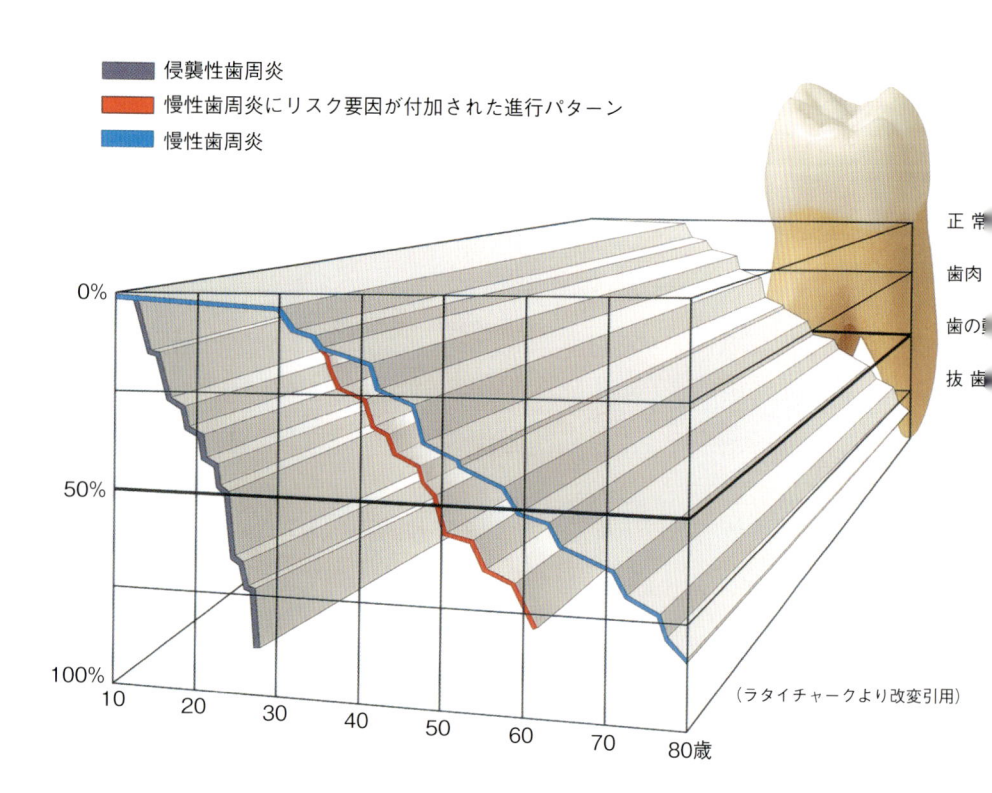

■ 侵襲性歯周炎
■ 慢性歯周炎にリスク要因が付加された進行パターン
■ 慢性歯周炎

正常
歯肉
歯の
抜歯

0%
50%
100%
10　20　30　40　50　60　70　80歳

（ラタイチャークより改変引用）

成人の歯周炎は、加齢とともにゆっくり進行します。しかし、リスクファクター(危険因子)が、ダブル、トリプル、マルチプルに重なった場合、途中から急激に悪化することが起こります。

54

あなたの口腔の健康状態

う蝕レーダーチャート

診査日　　年　　月　　日　　　　　　　　　　　　　TR
_____

診査日　　年　　月　　日　　　　　　　　　　　　　TR
_____

診査日　　年　　月　　日　　　　　　　　　　　　　TR
_____

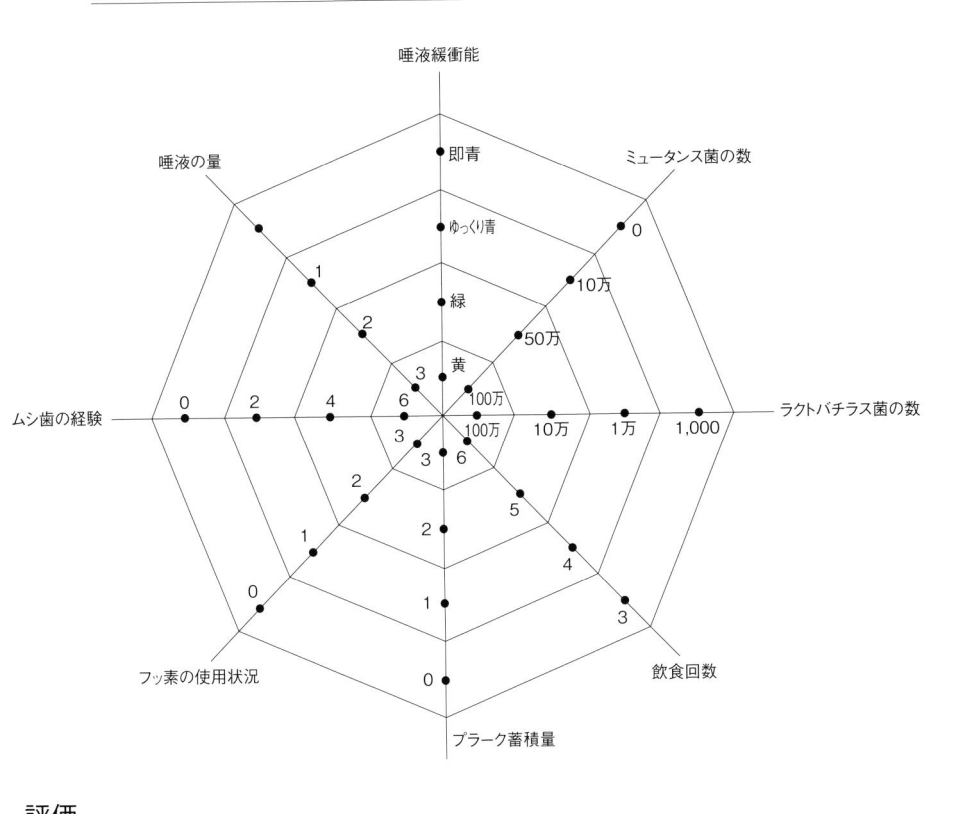

唾液緩衝能／ミュータンス菌の数／ラクトバチラス菌の数／飲食回数／プラーク蓄積量／フッ素の使用状況／ムシ歯の経験／唾液の量

- 唾液緩衝能: 即青／ゆっくり青／緑／黄
- ミュータンス菌の数: 0／10万／50万／100万
- ラクトバチラス菌の数: 100万／10万／1万／1,000
- 飲食回数: 3／4／5／6
- プラーク蓄積量: 0／1／2／3
- フッ素の使用状況: 0／1／2
- ムシ歯の経験: 0／2／4／6
- 唾液の量: 1／2

評価
....
....
....

あなたの口腔の健康状態

歯周病レーダーチャート

診査日　　年　　月　　日

診査日　　年　　月　　日

診査日　　年　　月　　日

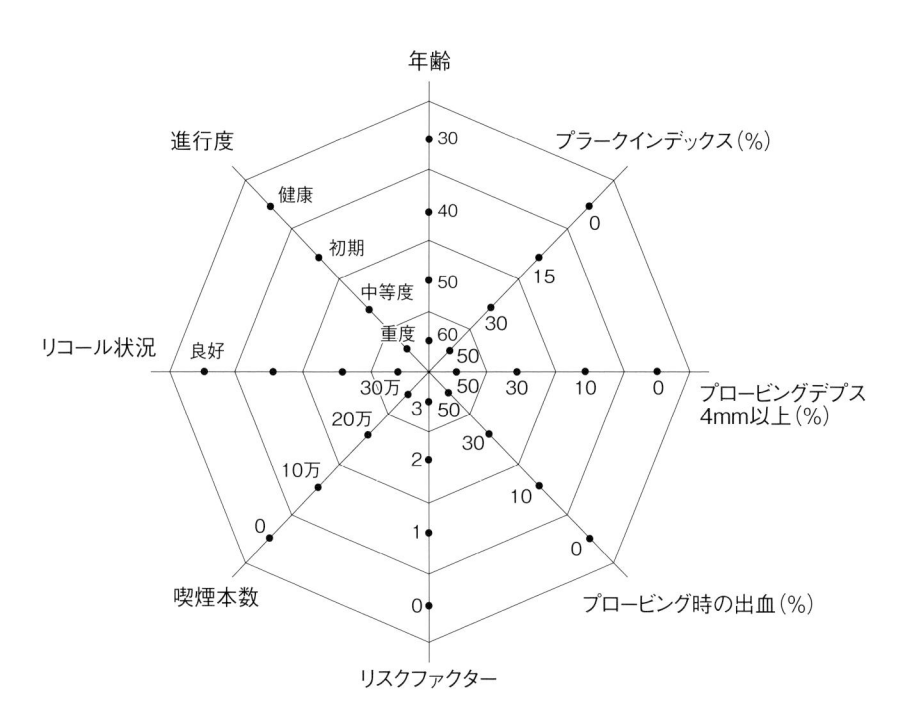

年齢 — 30, 40, 50, 60
プラークインデックス(%) — 0, 15, 30, 50
プロービングデプス4mm以上(%) — 0, 10, 30, 50
プロービング時の出血(%) — 0, 10, 30, 50
リスクファクター — 0, 1, 2, 3
喫煙本数 — 0, 10万, 20万, 30万
リコール状況 — 良好
進行度 — 健康, 初期, 中等度, 重度

評価
....
....
....

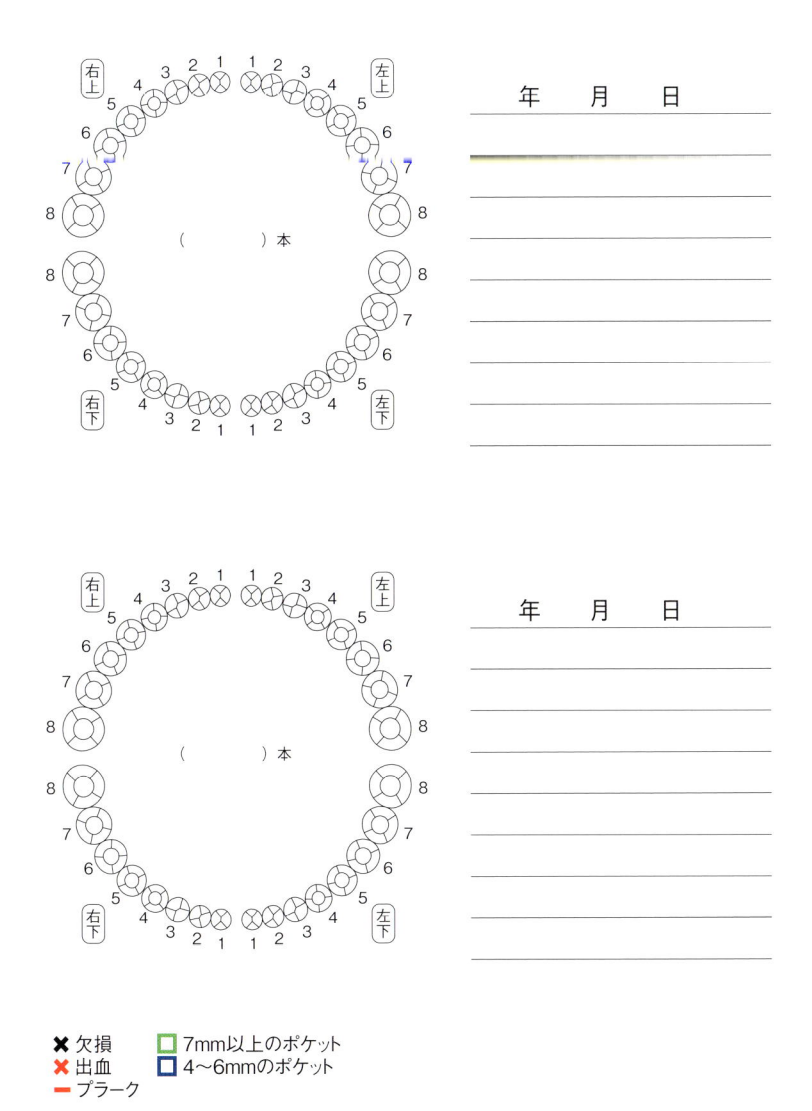

あなたの口腔の健康状態

あなたの歯周病検査結果

年　　月　　日

(　　)本

年　　月　　日

(　　)本

✖ 欠損　　☐ 7mm以上のポケット
✖ 出血　　☐ 4〜6mmのポケット
━ プラーク

59

あなたの歯周病検査結果

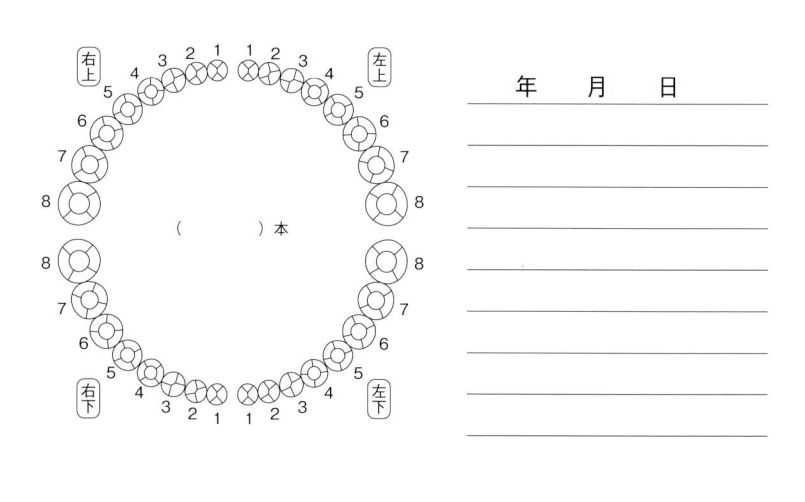

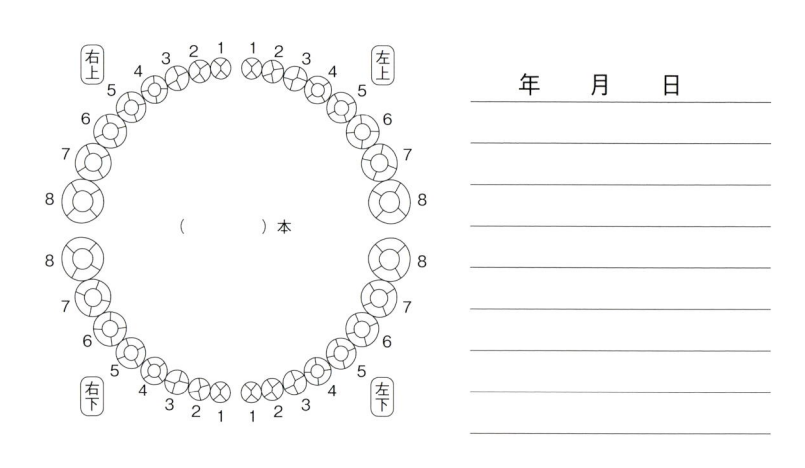

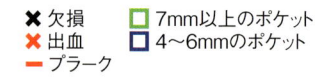

( ) 本

年　　月　　日

( ) 本

年　　月　　日

✖ 欠損
✕ 出血
― プラーク
□ 7mm以上のポケット
□ 4〜6mmのポケット

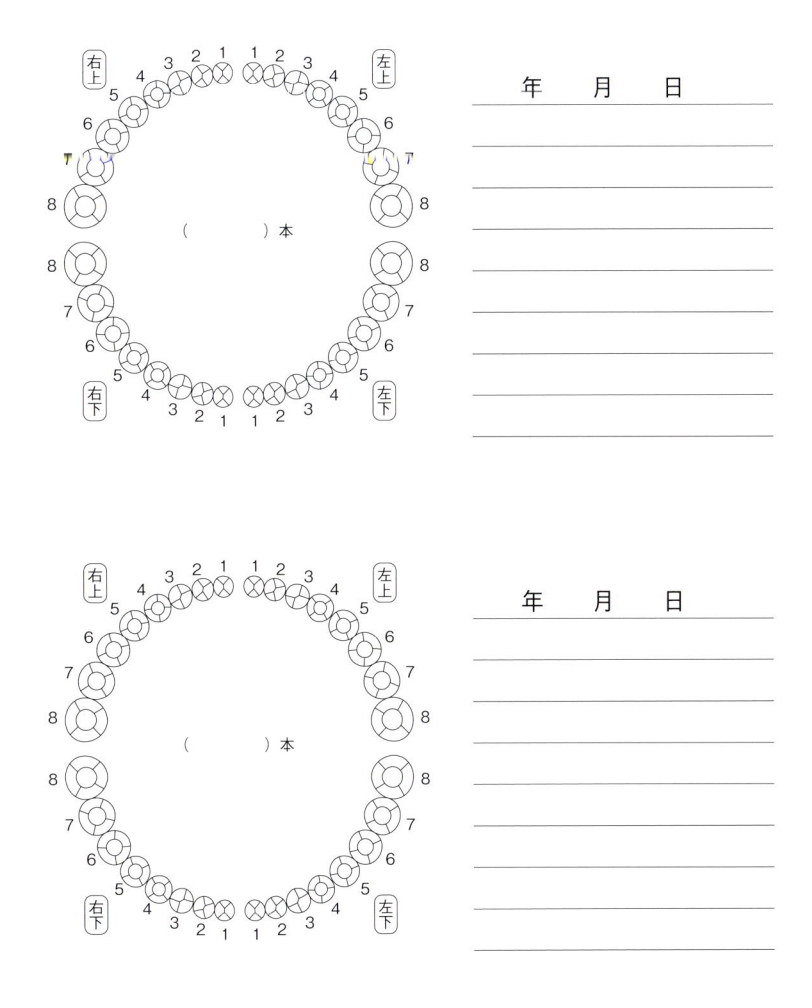

あなたの口腔の健康状態

あなたの歯周病検査結果

右上 左上
( )本

年　　　月　　　日

右下 左下

右上 左上
( )本

年　　　月　　　日

右下 左下

✖ 欠損　　☐ 7mm以上のポケット
✖ 出血　　☐ 4〜6mmのポケット
━ プラーク

あなたの口腔の健康状態

あなたの歯周病検査結果

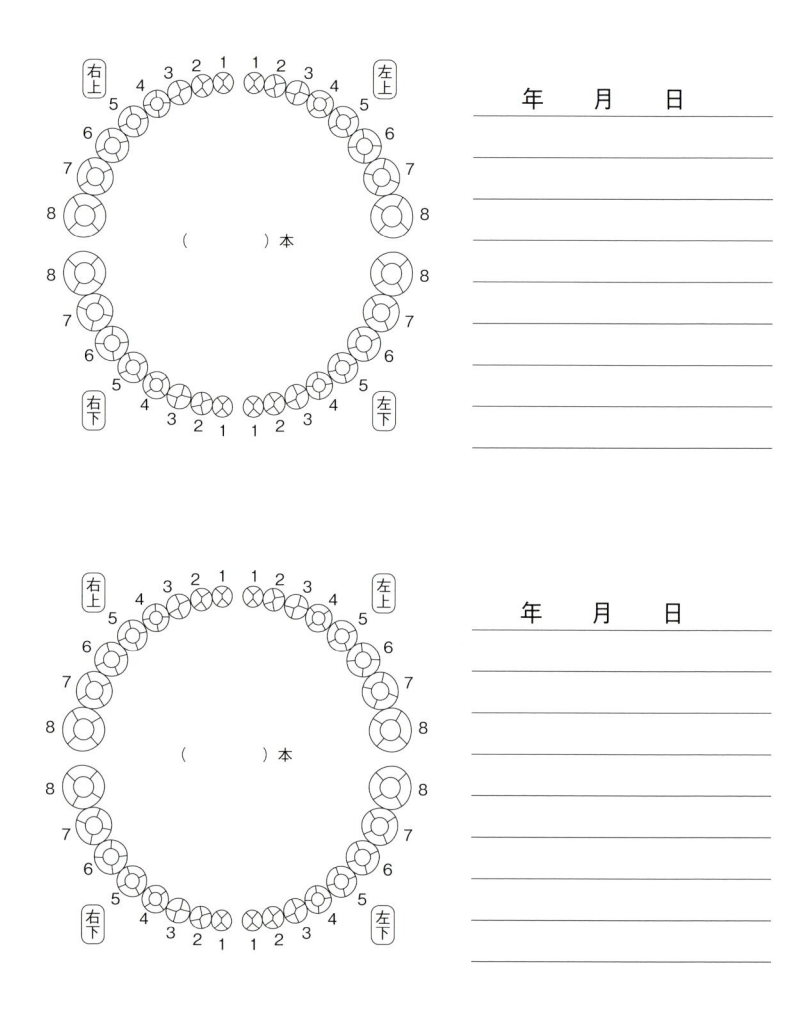

右上　左上

（　　）本

右下　左下

年　　月　　日

_____
_____
_____
_____
_____
_____
_____
_____

右上　左上

（　　）本

右下　左下

年　　月　　日

_____
_____
_____
_____
_____
_____
_____
_____

✖ 欠損
✖ 出血
― プラーク
□ 7mm以上のポケット
□ 4〜6mmのポケット

62

「メインテナンス」はあなたの生活の質を高めます。

お口の中のばい菌やリスクのコントロールをし、あなたのお口の情報もお知らせして、必要な治療も終了しました。しかし、これでおしまいではありません。いったんコントロールしたばい菌も、時間が経てばまた虫歯(う蝕)や歯周病が再発するレベルに後戻りしてしまいます。治療した状態が長持ちするためにも、健康な状態を健康なままに維持するためにも、定期的に専門的なケアを受けて、ばい菌のレベルを病気が引き起こされない状況にコントロールしていかなくてはなりません。

そのための歯科診療所における専門的なケアを「メインテナンス」と私たちは呼んでいます。車でもさまざまな機械でも、長期に安心して使用するためにはメインテナンスは欠かせませんが、お口の中も同様です。きちんとした治療も、メインテナンスがあってはじめて、その効果を十分に発揮することができます。さまざまな条件によって、メインテナンスの間隔はそれぞれに異なりますが、定期的に通院しメインテナンスを受けることは問題の有る無しに関わらず大切なことなのです。

ちなみに、長期に渡りメインテナンスを行っている診療所で20年以上継続的にメインテナンスを続けている患者さんは、メインテナンス期間の抜歯が平均1本にも至りませんでした。厚生労働省の歯科疾患実態調査と比較しても、75歳時の平均残存歯数で10本以上の違いが認められます。一生自分の歯で過ごすことができるということは、生活の質を維持することです。楽しい食事や会話を楽しみ、よい笑顔で過ごせる人生をメインテナンスによって手に入れていただきたいと願っています。

来院状況	チェック項目	来院状況	チェック項目
初診 年 月 日	□受付 □問診票記入 □啓蒙ビデオ閲覧 □チェアサイドで問診 主訴	治療 担当 Dr.	□治療計画説明 □自費 or 保険治療確認
初診時担当 DH 初診時担当 Dr.	□歯周基本検査 □口腔内写真撮影 □X 線写真撮影 □サリバテスト □縁上の歯石除去 □Dr. チェック □応急処置 □診療体系説明 □TBI、歯ブラシの処方 □パンフレット配布 □DVD 貸し出し □新患セミナー案内	再評価 2 治療後の再評価 年 月 日	□傷病名の記入確認 □再評価（Dr.＆DH） □サリバテスト □口腔内写真撮影 □X 線写真撮影 □Dr. チェック
検査結果の説明 年 月 日	□カリエス成因説明 □サリバテスト結果説明 □歯周精密検査（Dr.＆DH） □歯周病成因説明 □メインテナンスの重要性 □TBI、ホームケア指導 □担当 DH 決定 □治療計画説明 □自費 or 保険治療説明 □担当 Dr. 決定	説明 年 月 日	□初診時と再評価時の比較説明 □レーダーチャート記載と説明 □健康ファイル登録 □健康ファイルの記入と説明 □メインテナンスの必要性 □PMTC とフッ素塗布 □カリオグラム □OHIS
初期治療 (2～6回)	□顕微鏡でプラーク確認 □SRP □TBI、ホームケア指導 □フッ素塗布 □データ入力	SOT (1～4回)	□歯周精密検査（Dr.＆DH） □TBI、ホームケア指導 □PMTC とフッ素塗布
再評価 1 SRP 後の再評価 年 月 日	□再評価（Dr.＆DH） □再 SRP □PMTC とフッ素塗布	メインテナンス (3～6ヵ月毎) 年 月 日	□歯周精密検査（Dr.＆DH） □TBI、ホームケア指導 □再 SRP □PMTC とフッ素塗布 □データ入力 □健康ファイルにデータ記入 □口腔内写真 □X 線写真撮影

メディカルトリートメントモデルチェックリスト（成人）

カルテ NO.　　　　　　　　　　氏名

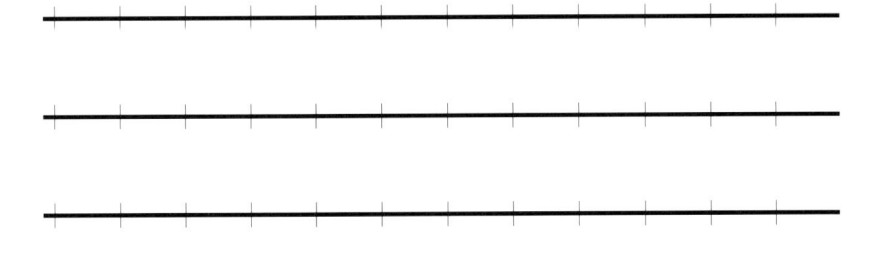

メインテナンスチェック表　　　　　　　　No_____　Name

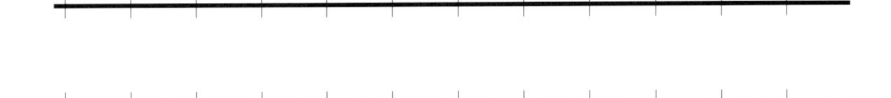

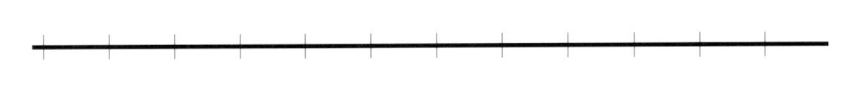

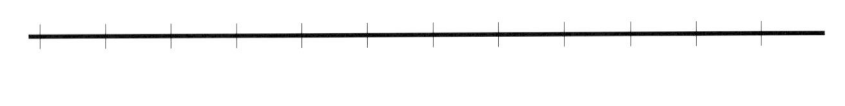

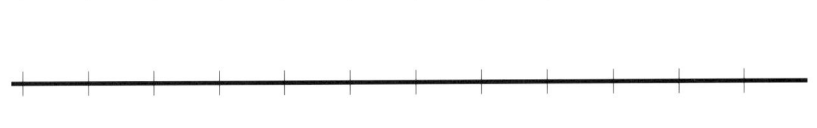

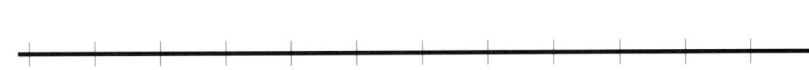

年　1月　　　　　　　　　　6月　　　　　　　　　　12月

●	メインテナンス来院	P	口腔内写真撮影あり
■	メンテ＋歯科医師のチェック	D	レントゲン撮影（デンタル）
▲	サリバテスト実施	X	レントゲン撮影（パノラマ）
C	カリオグラム	O	OHIS

年　1月　　　　　　　　　6月　　　　　　　　　12月

参 考 文 献

1) ラタイナャーク著, 原 耕一監訳：歯周病カウンセリング, 西村書店, 新潟, 1987, 9～17, 114～115, 267～270.
2) 奥田克爾：デンタルプラークの世界. 医歯薬出版, 東京, 1993, 73～162.
3) 石井正敏ほか：歯周治療と修復処置の現在. 医歯薬出版, 東京, 1991, 17～23, 212～224.
4) Brattall, D：カリエスリスク評価のための臨床指針. 東京講演録, 1993.
5) Arje, Scheinin, & Söderling：Carbohydrate sweeteners and dental caries, Proc. Finn. Dent. SOC., 82：276～289, 1986.
6) Revald, N., Hamp, S-E and Birkhed, D.：Long-term evaluation of root surface caries in periodontally treated patients. J. Clin. Periodontol., 13：758～767, 1986.
7) Larmas, M.：Simple tests for caries susceptibility. Int. Dent. J., 35：109～117, 1985.
8) Bär, A.：Caries prevention with xylitol. World Rev. Nutr. Diet., 55：1～19, 1988.
9) Kamdelman, D.：A 24-months clinical study of the relation to comsumption of chewing gum containing xylitol in school preventive programs. J. Dent. Res., 69(11)：1771～1775, 1990.
10) Birkhed, D.：Cariological aspects of xylitol and its use in chewing-gum －a review. Acta. Odontol. Scand., 52：2～12, 1994.
11) von der Fehr, Loc, J., Theilade, E.：Experimental caries in man. Caries Res., 4：31, 1970 i.
12) Edgar, W.M., O'Mullane, D. M.：Saliva and dental health report of a consensus workshop held at Ashford Castle. Co. Mayo., Ireland, July, 2～5, 1989.
13) 坂田三弥：基礎歯科生理学. 医歯薬出版, 東京, 1978, 311～329.
14) Fedi, P. F. Jr.：Dr. Fedi の非外科的抗微生物療法－初期から中等度の慢性成人型歯周炎のために－. 歯界展望, 75(5)：1113～1122, 1990.
15) Lindhe, J. 編著, 岡本 浩監訳：Lindhe 臨床歯周病学. 医歯薬出版, 東京, 1986, 63～95.
16) 子供の歯を守る会：フッ素利用のう蝕予防メカニズム ポスター, 1992.
17) アクセルソン講演録, 1988.
18) 月星光博, 岡 賢二：歯周治療の科学と臨床. クインテッセンス出版, 東京, 1992.
19) 小川敦子ほか：プラークコントロールへの系統的ブラッシングの導入. 歯科衛生士, 15(6)：16～33, 1991.
20) 太田久美ほか：プラークコントロールにおけるブラッシングの役割－系統的ブラッシングの導入. デンタルハイジーン, 11(1)：17～33, 1991.
21) 熊谷 崇：ホームドクターとしての歯科医師の役割－中等度の成人型歯周炎への対応. 歯界展望, 77(1)：101～116, 1991.
22) 熊谷ふじ子ほか：科学的な齲蝕予防への提言－カリエスリスクの判定と対応. 歯科衛生士, 18(4, 5)：12～25, 24～28, 1994.
23) 大西省三ほか：喫煙と歯周治療の関係を啓蒙するために－患者さん向けパンフレットの作成－. 歯科衛生士, 15(10)：15～20, 1991.
24) 多田富雄ほか：特集/治りやすい歯周病 治りにくい歯周病. 歯界展望, 73(1)：41～111, 1989.
25) 熊谷 崇ほか：口腔内写真の撮り方. 医歯薬出版, 東京, 1992, 1～5, 61～64.
26) 榊原悠紀田郎監修, 新庄文明ほか編著：8020 臨床現場からのアプローチ. 日本歯科評論社, 東京, 1994.
27) 熊谷 崇, 秋元秀俊：「歯科」本音の治療がわかる本. 法研, 東京, 1994.
28) 土屋真規, 熊谷 崇：歯科医院におけるプラークコントロールシステムの構築. 歯界展望, 84(1)：57～106, 1994.
29) 熊谷 崇企画監修：わたしの歯の健康ノート. モリムラ, 1994.
30) 熊谷 崇：Cariology を基本とした齲蝕の診断と処置. 歯界展望, 84(3)：562～593, 1994.
31) Bratthall, D., 熊谷 崇：対談/齲蝕とその科学－予防と治療は同一基準で判断される. 歯界展望, 84(3)：594～634, 1994.

【著者略歴】

熊谷　崇（くま　がい　たかし）

- 1968年　日本大学歯学部卒業
- 1971年　横浜市港北区開業
- 1980年　山形県酒田市に移転開業（日吉歯科診療所）
- 1999年　スウェーデン　マルメ大学歯学部　名誉博士号
- 2006年　日本大学客員教授

（非常勤講師）
　新潟大学歯学部
　東北大学歯学部
　九州歯科大学歯学部
　九州大学歯学部
　鶴見大学歯学部

歯周病とう蝕の健康管理ファイル　第2版
ISBN978-4-263-44427-6

1994年10月25日　第1版第1刷発行
2012年11月10日　第1版第16刷発行
2014年11月15日　第2版第1刷発行（改題）
2020年 1 月20日　第2版第2刷発行

著　者　熊谷　　崇
発行者　白石　泰夫
発行所　医歯薬出版株式会社

〒113-8612　東京都文京区本駒込1-7-10
TEL.（03）5395-7638（編集）・7630（販売）
FAX.（03）5395-7639（編集）・7633（販売）
https://www.ishiyaku.co.jp/
郵便振替番号　00190-5-13816

乱丁，落丁の際はお取り替えいたします　　印刷・三報社印刷／製本・皆川製本所

Ⓒ Ishiyaku Publishers, Inc., 1994, 2014. Printed in Japan

本書の複製権・翻訳権・翻案権・上映権・譲渡権・貸与権・公衆送信権（送信可能化権を含む）・口述権は，医歯薬出版(株)が保有します．

本書を無断で複製する行為（コピー，スキャン，デジタルデータ化など）は，「私的使用のための複製」などの著作権法上の限られた例外を除き禁じられています．また私的使用に該当する場合であっても，請負業者等の第三者に依頼し上記の行為を行うことは違法となります．

JCOPY　<出版者著作権管理機構 委託出版物>

本書をコピーやスキャン等により複製される場合は，そのつど事前に出版者著作権管理機構（電話03-5244-5088，FAX 03-5244-5089，e-mail：info@jcopy.or.jp）の許諾を得てください．